BYE-BYE LES KILOS !

ÉVELYNE GAMBINO
avec la collaboration de Christine Delmar

BYE-BYE LES KILOS !

PRESSES DU CHÂTELET

Un livre présenté par Roseline Davido.

Si vous souhaitez recevoir notre catalogue et être tenu au courant de nos publications, envoyez vos nom et adresse, en citant ce livre, aux Presses du Châtelet,
34, rue des Bourdonnais 75001 Paris.
Et, pour le Canada, à
Édipresse Inc., 945, avenue Beaumont,
Montréal, Québec H3N 1W3.

ISBN 2-84592-182-9

Je dédie ce livre à ma mère.

SOMMAIRE

IV

DÉPROGRAMMER LES CONFLITS DE POIDS

V

APPRENDRE À SE NOURRIR

VI

MIEUX VIVRE AVEC SON CORPS

VII

LE TRAVAIL THÉRAPEUTIQUE

Introduction

Autant vous le dire tout de suite : les kilos que vous avez en trop ne m'intéressent pas ! Inutile, en effet, de vous focaliser sur la lourdeur de votre corps et sur votre surcharge pondérale car tout se passe dans votre tête. Le surpoids est le symptôme d'un mal de vivre et non l'inverse, la face immergée de l'iceberg. La nourriture faisant office d'écran, elle détourne votre attention du problème réel, de ce qui vous fait vraiment souffrir. Alors, cessez de compter les calories que vous ingérez ou de vous affamer avant de vous jeter sur la première plaquette de chocolat venue. Ce qui compte, c'est le pourquoi de vos kilos en trop. Voilà ce qui me passionne : trouver les raisons profondes et secrètes qui vous pousse à grignoter toute la journée, à vous ruer sur le sucré ou à avaler jusqu'à la nausée.

Que cachent vos pulsions alimentaires ? C'est ce qu'il vous faut découvrir. Par son apparence hors norme, le corps témoigne de la présence envahissante d'un traumatisme non « digéré ». Ce traumatisme qui vous empêche d'aller de l'avant provient peut-être de la censure d'un rêve ou d'une vocation, du désir d'être vu ou entendu, de la nécessité de résister à une situation déplaisante, d'un besoin de protection, d'une blessure, etc. Chacun de nous étant unique, mille raisons expliquent la surcharge pondérale. Mais, celle-ci met toujours en évidence le besoin de régler un problème de poids au sens figuré, le poids de l'enfance, de l'éducation, des ancêtres, le poids d'un fardeau si lourd que grossir s'est avéré un bon moyen pour pouvoir le supporter. Même si vous vivez vos kilos comme un handicap, soyez assuré qu'ils n'en sont pas moins une solution indispensable à vos désirs inconscients. Comprendre à quelle motivation refoulée correspond votre besoin de manger permettra de dénouer votre vie.

L'événement à l'origine de votre surpoids est-il un abandon, une impossibilité de vivre votre féminité, une sexualité inhibée, un vœu de fidélité, un manque d'amour… ? Remonte-t-il à votre enfance ou émane-t-il de vos ascendants ? Coincé entre vos besoins ou désirs personnels, d'une part, et les injonctions familiales conscientes ou inconscientes, d'autre part, quels « conflits de poids » subissez-vous ? Les retrouver puis les résoudre éliminera les causes réelles de vos kilos superflus qui, devenus inutiles, s'évaporeront. « En combien de temps ? » vous demandez-vous sûrement. Nul ne le sait. Car chaque corps a son propre rythme pour se libérer de conflits souvent vieux de plusieurs décennies. Lui laisser le temps de déverrouiller ses blocages, d'éliminer ses protections, de réapparaître en douceur est le gage d'une réussite totale. Laisser du temps au temps permet de ne jamais reprendre de poids ; je peux en témoigner personnellement. Je me suis moi-même débarrassée définitivement d'un surpoids d'une trentaine de kilos qui m'a fait souffrir quotidiennement pendant plus de douze ans. Les hommes et femmes que j'ai accompagnés par la suite en thérapie sont également la preuve vivante que le surpoids n'est pas une fatalité : **le poids pris peut se perdre et, plus important, ne pas revenir**.

Retrouver une apparence qui reflète l'harmonie de l'esprit, du cœur et du corps, tel est le but de ma méthode. Cette méthode, que j'ai d'abord testée moi-même puis sur des amis avant de l'appliquer à mes patients, je la partage avec vous aujourd'hui. Mon objectif : que toute personne en surcharge pondérale puisse se libérer de son surpoids afin d'accéder au bien-être.

I

POURQUOI LES KILOS S'ACCUMULENT

Le surpoids ne résulte donc pas tant de ce que nous mangeons que du pourquoi nous mangeons. Et les raisons peuvent être multiples. Prennent-elles leur source dans votre enfance, dans votre éducation, chez vos ascendants ou dans les lois qui régissent le genre humain ? Peut-être dans tout à la fois…

1

LE POIDS DE L'ENFANCE

L'origine de notre surpoids actuel est d'abord à rechercher dans notre enfance. Pour comprendre comment l'enfant programme une prise de poids à l'âge adulte, il faut se remettre dans la peau d'un gosse qui, faute de maturité, appréhende le monde non par l'esprit, mais par son corps et son cœur. Souvenez-vous… Petit, vous pouviez ressentir la moindre variation de ton ou de comportement des adultes. Comme tout enfant, vous ne dirigiez pas votre vie ; vous la subissiez, sans possibilité de choix réel ou d'action sur votre environnement. Vous supportiez les manques d'attention, les réflexions désobligeantes, les menaces, les violences verbales ou physiques de vos parents, de vos camarades de classe, de vos institutrices, le désamour ou, au contraire, un amour envahissant, étouffant. Jusqu'à l'adolescence, âge à partir duquel on peut commencer à définir ses besoins réels et profonds, le combat pour se faire entendre est toujours inégal et perdu d'avance. Car, par définition, la survie d'un enfant dépend des « grandes personnes ». Pour pouvoir continuer à grandir, il doit donc immanquablement obéir à ses proches (parents, grands-parents, frères ou sœurs aînés, nounou, etc.), mais aussi, paradoxalement, veiller sur eux pour s'assurer que, coûte que coûte, ces derniers ne l'abandonneront pas.

C'est ce qu'a tenté de faire Élisabeth*, dont la vie, depuis sa conception, est marquée par un très fort sentiment d'abandon et l'absence d'amour inconditionnel. Voici son histoire. Sa venue au monde ne fut pas désirée par sa mère qui, enceinte hors mariage et délaissée par le père, dut quitter sa ville natale pour cacher sa grossesse « honteuse ». Elle fut confiée à une nounou jusqu'à 2 ans, âge auquel elle fut remise sans explication à des inconnus qui s'avérèrent ses grands-parents maternels. De retour chez eux, ils lui firent porter le poids du « déshonneur familial » qu'elle incarnait, en la présentant non comme leur petite-fille, mais comme l'enfant d'une nièce. Après avoir été abandonnée par sa mère, puis enlevée à sa nounou à laquelle elle était très attachée, Élisabeth vécut avec ses grands-parents sous une double menace de séparation ; celle de la mort de son grand-père cardiaque (« Mon Dieu, s'il meurt qu'est-ce qu'on va devenir ? » se lamentait en permanence la grand-mère) et celle d'un deuxième abandon (« si tu n'es pas sage, on te renvoie d'où tu viens ! » lui assénaient ses aïeux pour faire régner l'ordre). Afin d'éviter un possible rejet et de conserver en vie son grand-père, Élisabeth choisit de ne plus faire de vagues, de répondre à toutes les attentes de ses grands-parents. Cinq ans plus tard, sa mère, qui s'était mariée entre-temps, la prit avec elle. Dans son nouveau foyer, elle dut subir la méchanceté de son beau-père et de sa mère, malveillance contre laquelle elle se rebella en transgressant de

* Afin de respecter l'intimité de mes patients, leurs prénoms ont été modifiés.

nombreux interdits dans l'espoir d'être renvoyée chez ses grands-parents. Face à ces difficultés, sa mère demanda alors à ses parents de venir vivre avec eux. La menace devint désormais : « Si tu n'es pas sage, je dis à tes grands-parents de partir. » Élisabeth, toute à sa joie de retrouver ceux qui l'avaient élevée, se soumit alors totalement et pour de nombreuses années.

Conditionnée depuis le plus jeune âge, Élisabeth, devenue adulte, conserva cette attitude de soumission, acceptant d'être trompée par son mari et traitée sans considération par ses « amis », oubliant ses désirs propres pour plaire à ceux dont elle désirait l'amour. Elle compensa alors son manque d'espace intérieur par un surplus d'espace physique, prenant beaucoup de poids. Sa peur de l'abandon et du rejet était si ancrée en elle qu'elle participa pendant six mois aux ateliers, sans pouvoir ouvrir les yeux sur ce qui était devenue chez elle une seconde nature. Il fallut attendre le moment de la séparation du groupe pour qu'elle pleure à chaudes larmes et demande, telle une supplique : « Mais, quand nous reverrons-nous ? » J'en profitais alors pour lui montrer son incapacité à se séparer, son manque d'indépendance qui l'amenait à accepter tout des autres. Ce fut le déclic. Je vis son visage changer : enfin elle comprenait d'où provenait son mal-être. Elle décida alors de poursuivre sa thérapie, mais cette fois sous forme de consultations individuelles ! Alors qu'en six mois d'atelier elle n'avait pas perdu un gramme (même si elle avait changé sa relation à la nourriture, ce qui est déjà important), en quelques semaines, elle se débarrassa d'une douzaine de kilos.

Des histoires comme celles-ci, je pourrais vous en raconter des dizaines. Car les kilos accumulés à l'âge adulte ont toujours un facteur déclenchant remontant à notre enfance ou notre adolescence. Combien d'entre nous grossissent inconsciemment pour se protéger des agressions, faire le poids face à des personnes qui les ont terrorisés, impressionner l'adversaire, mettre de la distance entre eux et ceux qui les menacent ou au contraire réduire la distance avec les êtres chers ? Le ou les traumatismes vécus dans l'enfance nous figent au moment même où ils ont lieu. On a beau prendre 10, 20, 30, 40 ans ou plus, cela ne change rien. Notre ressenti est comme fossilisé à l'intérieur de nous, vibrant à chaque instant. Et tant que nous ne remonterons pas le temps pour panser ces blessures, ce sont elles qui dirigeront notre vie. C'était le cas de Jean-Luc qui, ayant grandi dans une famille très pauvre, mangeait inconsciemment pour « faire des provisions ». Dès les premières consultations, je remarquais chez lui un rapport inhabituel à l'argent : ses poches regorgeaient non seulement de pièces de monnaie qui cliquetaient lorsqu'il marchait, mais aussi de liasses de billets (en fait uniquement des petites coupures) avec lesquelles il me réglait dans un geste de grand seigneur. Je pris rapidement conscience que sa peur du manque d'argent était telle qu'il voyait chez les autres non les plaisirs de leur compagnie, mais les dépenses qu'ils risquaient lui occasionner. Avec pour conséquence une grande solitude amoureuse dont il souffrait amèrement. Son enfance pauvre, où tout était compté et rationné (jusqu'au nombre de pommes de terre par personne), lui apprit que la vie était tout sauf généreuse et facile. Adulte, malgré une situation financière aisée, il reproduisit le même mode de vie, s'interdisant tout écart, conservant tout et profitant de tout jusqu'au bout, notamment de la nourriture qu'il mettait en réserve – sous forme de graisse –, pour le cas où elle viendrait à manquer. Jean-Luc dut apprendre à s'ouvrir à la vie, à avoir confiance en l'avenir. Petit à petit, ses relations changèrent : ses anciens amis, économes à l'extrême comme lui, disparurent au profit de véritables amitiés. Son regard aussi se modifia : un matin, il ouvrit des yeux nouveaux sur sa chambre, la jugeant pour la première fois sale, désordonnée et laide. Quelques jours après avoir lessivé, rangé, décoré son appartement, il constata, sans comprendre comment, qu'il avait perdu du poids. En levant les yeux sur les nouveaux papiers peints qui ornaient désormais ses murs, il comprit qu'en les choisissant il n'avait pas été regardant sur le prix des rouleaux. C'était gagné : il avait changé d'attitude vis-à-vis de l'argent. Libéré de sa peur de manquer, il découvrit les plaisirs de la vie et n'eut bientôt plus le temps de regarder la balance. Par la suite, il m'avoua que, en se débarrassant de ce sentiment de manque, il était né une deuxième fois. Et il est vrai qu'il n'était plus le même homme : en face de moi se trouvait désormais une personne affable, souriante, chaleureuse et… mince. Sur son faire-part de mariage, il me spécifia, quelque temps plus tard, qu'il n'avait pas hésité à faire appel à un grand traiteur pour faire plaisir à sa femme. Au diable, l'avarice !

Le poids de l'éducation

Pendant l'enfance, un problème d'argent, un sentiment de culpabilité, une vocation contrariée, une absence d'amour, un environnement violent ou encore une éducation répressive sont susceptibles de produire un embonpoint durable. L'éducation que nous donnons à nos enfants peut, en effet, programmer des prises de poids ultérieures.

Les vérités toutes faites que nous leur imposons par notre seule autorité s'immiscent dans leur inconscient et peuvent ensuite diriger leur vie sans qu'ils puissent s'en défaire. C'était le cas de Marc à qui ses parents avaient répété pendant toute son enfance : « Tais-toi. On ne répond pas à un adulte. » Du coup, tout adulte étant intouchable, il n'osait se défendre ni contre sa femme ni contre son patron qui le maltraitaient verbalement. Les choses auraient été différentes si ses parents avaient dit « un enfant ne répond pas à une grande personne » car ainsi, devenu adulte, il aurait eu implicitement l'autorisation de faire valoir son point de vue. En qualité de parents, nous devons veiller à expliquer à nos enfants le pourquoi des ordres ou des interdictions que nous leur donnons. La communication vaut toujours mieux qu'une mise sous silence. Une explication peut éviter bien des drames futurs.

Autre exemple de phrase assassine qui, entendue de façon régulière dans son enfance, peut entraîner une programmation de poids : « Tu te maquilles trop, tu ressembles à un clown ! » C'est ce qu'entendait Claudine de son père, lorsqu'elle cherchait simplement à être belle. Par là, il insinuait que le maquillage donne une mauvaise image de la femme, sans parler de la notion de ridicule qui met l'adolescente sous le feu des regards extérieurs. Claudine en déduisit que ce n'était pas son regard qui comptait, mais celui des autres. Et elle décida, par résistance passive et involontaire, de vraiment ressembler à un clown. Le mot clown est régulièrement employé par mes patients avec une forte connotation sexuelle. Dans l'esprit d'une adolescente, il abaisse et salit la femme, et créé l'interdit de tout désir et plaisir féminins. Et quel attribut autre que le nez rouge caractérise un clown ? Un gros ventre...

Réitérées, ces phrases, comme d'autres encore a priori banales, sont en fait de véritables malédictions. Elles fonctionnent comme la méthode Coué, mais en négatif. Elles s'avèrent d'autant plus néfastes qu'elles émanent généralement des parents, référence absolue des enfants. Les parents ont toujours raison, n'est-ce pas ce que l'on répète en permanence à nos enfants ? Malheureusement, à l'âge adulte, nous ne prenons pas toujours conscience de ces programmations mises en place dans l'enfance et nous en gardons les freins et les limitations.

Le poids de l'éducation alimentaire

Des gestes apparemment insignifiants, mais répétés régulièrement, peuvent également programmer une prise de poids. Ma mère me donnait systématiquement un morceau de gruyère lorsqu'elle cuisinait, induisant que la nourriture est vecteur de complicité, de partage, d'amour et donc de bien-être. Du coup, à l'âge adulte, chaque fois que je subissais un stress important, je me jetais sur un bout de fromage. Sans savoir pourquoi, cela me soulageait, m'apportait le réconfort qu'il me manquait. Ce morceau de fromage était ma « madeleine de Proust » : j'y retrouvais la sécurité et la chaleur de mon enfance. Le pire, c'est que lorsque je suis devenue mère à mon tour j'ai reproduit, sans même m'en rendre compte, ce réflexe. Si je n'avais effectué un travail sur moi, mes enfants seraient sûrement tombés dans le piège de la nourriture comme source d'apaisement. Comme, pour moi, l'effet gruyère s'était déjà généralisé à tous les fromages, il est fort probable que, pour la génération suivante, il se serait étendu à tous les produits laitiers et plus encore. Voilà comment des boulimies s'installent a posteriori. S'en libérer est d'autant plus difficile que la cause première n'est pas à chercher dans sa propre vie, mais dans celle de ses ascendants.

Il faut ainsi faire très attention à la valeur que nous donnons à la nourriture et aux habitudes alimentaires que nous inculquons à nos enfants. Souvenez-vous des injonctions du style « finis ton assiette ! » ou « on ne jette pas la nourriture ! » justifiées en temps de disette ou de guerre, mais dévastatrices dans notre société d'abondance et de surconsommation, car elles obligent à manger au-delà de sa faim. Remettre en cause certaines règles de savoir-vivre est ainsi parfois indispensable.

Le poids du système éducatif

La vie scolaire peut aussi se révéler source de programmations malheureuses. Ce fut le cas pour Julie qui, dyslexique, ne pouvait travailler aussi vite et bien que ses camarades. Ne comprenant pas son handicap, sa maîtresse lui répétait sans cesse « tu ne m'écoutes pas », créant chez elle un profond sentiment d'injustice. Montrant à la classe son cahier en contre-exemple, elle l'humiliait publiquement. Avec tous ces regards moqueurs portés sur elle, comment pouvait-elle réussir ? Elle se crut bête et laide et le devint. Voulant s'autopunir et se protéger du regard des autres, elle se mit à grossir et négligea son apparence physique. Pour développer l'estime de soi indispensable à tout être humain, je l'amenais, petit à petit, à prendre soin d'elle en se coiffant, se maquillant, en portant des bijoux... et à noter les regards approbateurs que ces changements provoquaient. Les progrès ne furent pas longs à venir. Grâce à ce premier succès, elle eut suffisamment confiance en elle pour accepter de se fixer des petits défis quotidiens puis des objectifs plus importants et plus lointains. La réussite constituant le meilleur moteur de la réussite, elle modifia positivement l'image qu'elle avait d'elle-même et commença à s'aimer. Et, quelque temps après, survint sa première perte de poids.

L'école peut vraiment faire de gros dégâts sur les enfants, leur faire perdre confiance en eux et en autrui, leur donner un sentiment d'incompétence et les amener à l'échec professionnel. Qui n'a connu ou dans son entourage des enfants brisés par des enseignants tout-puissants ou maladroits ?

Le poids de la morale judéo-chrétienne

La désertion actuelle des églises pourrait nous faire croire que les interdits religieux imprègnent moins notre vécu. Mais, trois mille ans d'histoire ne s'effacent pas en trente ans ! Dans mon cabinet de consultation, j'ai pu constater que le poids de la morale judéo-chrétienne se transforme encore en surpoids, comme dans le cas de Jérôme, ou inversement en anorexie, comme dans celui de Michel.

Jérôme avait la trentaine quand il vint me consulter pour 45 kilos en trop. Il avait subi une éducation religieuse très stricte, pleine de principes d'un autre temps où les relations sexuelles n'étaient permises que dans le cadre du mariage. Croyant n'avoir le droit de n'aimer qu'une seule femme, et redoutant de se tromper, il tomba amoureux très tard. Avec celle qu'il considérait comme « la femme de sa vie », il fit l'expérience de l'amour charnel et projeta de se marier. Mais, au bout de six mois, sa fiancée le quitta. Lorsqu'il s'amouracha de nouveau, il se contenta d'une relation platonique et commença à grossir, d'autant que cette histoire fut un échec. À son troisième béguin, il prit plusieurs kilos en quelques semaines. L'obésité devint pour lui la seule solution pour éviter toute relation sentimentale et rester ainsi fidèle aux préceptes parentaux et religieux. Inconsciemment, il s'était arrêté à sa première union amoureuse et s'interdisait toutes les autres. Pour s'autoriser à vivre, Jérôme dut apprendre à quoi servaient les interdits pour les transgresser. Ses kilos s'envolèrent en même temps que ses principes intégristes...

Michel, lui aussi, souffrait de l'antagonisme existant entre son vécu et la Loi, mais il l'exprimait, à l'inverse, par une anorexie. Sa difficulté à manger prenait ses racines dans les actes de maltraitance subis dans son enfance. Son histoire est terrible. Pour garder son deuxième mari fort beau, sa mère – elle-même très laide – accepta de se plier à ses quatre volontés : elle fit dormir son fils dans un placard et, pire encore, le donna comme objet sexuel à son mari qui le fit participer à de nombreuses orgies. Un jour, n'en pouvant plus, Michel fit appel à Dieu : « Fais-moi mourir ou sors-moi de là », le supplia-t-il. Concours de circonstances (mais y en a-t-il ?), le lendemain, une dame de la paroisse, en quête de nouvelles recrues pour le catéchisme, vint taper à sa porte. Sa mère refusant de l'y inscrire, la catéchiste menaça d'envoyer le curé. La mère prit peur, associant cette menace au jugement dernier. À partir de ce jour-là, elle s'éleva contre tout abus sexuel sur son fils, ce qui provoqua le départ de son mari. Michel alla au catéchisme où les Dix Commandements lui furent enseignés. Mais, malgré ses efforts, il ne pouvait en mémoriser que neuf. Celui qu'il « oubliait » involontairement était le cinquième : « Tu honoreras ton père et ta mère. » En effet, comment révérer un père qui l'avait abandonné et une mère qui l'avait donné en pâture à son beau-père ? Parce qu'il se sentait redevable envers Dieu de l'avoir sauvé, Michel vivait très mal ce dilemme. « Si je ne peux aimer ma mère, je ne suis ni digne d'avoir été sauvé ni digne de l'amour de Dieu », pensait-il. Il s'enfonça alors dans l'autodestruction, donnant à sa mère raison de l'avoir maltraité puisqu'il était incapable de suivre les dix commandements. Désormais, se jugeant indigne de vivre, il lui devint impossible de se nourrir, d'incorporer la vie, d'avoir un quelconque plaisir gustatif. Adulte, ce n'est qu'avant de rendre visite à sa mère qu'il mangeait avec un peu plus d'entrain. Car il s'agissait alors de prendre des forces (dans un esprit de combat), mais aussi de lui montrer que, malgré tout ce qu'elle lui avait fait endurer, il s'en était sorti, qu'il était normal, heureux, plus fort que les mauvais traitements. Pendant de nombreux mois, nous avons travaillé ensemble sur la possible transgression du cinquième commandement pour finalement le compléter par un « s'ils le méritent ». Michel, ne se trouvant plus ainsi en contradiction avec l'interdit religieux, a pu entrer dans l'acceptation de ce qu'il avait vécu et commencer à profiter des nourritures terrestres.

Anorexie ou boulimie, ces troubles du comportement alimentaire ne sont que les deux faces d'une même pièce. Les personnes en profond mal-être passent souvent de l'une à l'autre, sans pouvoir stabiliser leur rapport à la nourriture et encore moins le pacifier. Sans retourner sur les pas de leur enfance, elles n'ont que peu de chance de pouvoir en comprendre le sens et, par là même, les éliminer. Parfois, il est même nécessaire de remonter encore plus loin, plusieurs générations au-dessus de nous.

2

LE POIDS DE NOS ANCÊTRES

Les prises de poids sont programmées de longue date, bien plus loin que notre enfance. Faut-il rappeler que nous ne sommes que le fruit de nos ascendants, que la suite d'une longue lignée ? C'est pourquoi notre appartenance à un pays, à une communauté ethnique, à une famille n'est pas sans conséquence sur notre vie présente, et sur notre poids. Si les générations antérieures n'ont pas résolu leurs difficultés existentielles, ces dernières se répercutent automatiquement sur les descendants. Elles n'atteignent pas nécessairement tous les membres d'un même niveau, elles sautent parfois une génération voire deux, mais vous pouvez être sûr qu'un ou plusieurs descendants devront se confronter au problème. À maintes reprises, mon expérience de psychogénéalogiste m'a montré que les prises de poids sont inscrites et programmées dans l'histoire familiale. Membre d'une famille, nous le sommes tous, pour le meilleur comme pour le pire.

Des programmations de poids sur plusieurs générations

L'exemple de Danielle illustre parfaitement combien l'histoire n'est qu'un éternel recommencement... tant qu'un descendant n'y met pas fin consciemment.

Danielle grandit dans la violence, celle de son père, alcoolique, qui frappait régulièrement sa mère. En qualité d'aînée, elle était chargée d'empêcher ses trois plus jeunes frères d'assister aux scènes de fureur paternelle. Pour cela, elle bloquait la porte en s'appuyant contre elle de toutes ses forces. Adulte, Danielle a la carrure d'une armoire à glace, ou plutôt, devrais-je dire, d'une porte. Cela m'a frappée un jour lorsque je l'ai vue devant ma propre porte : seul le chambranle restait visible. Avec son corps comme unique moyen, elle en obturait l'ouverture. Parfait pour être sûre de barrer l'accès aux petits frères... Mais, en travaillant sur son arbre généalogique, nous nous sommes rapidement rendu compte que la programmation de poids ne datait pas seulement de cette vie-ci, mais remontait aussi à la génération de ses grands-parents. En effet, sa grand-mère paternelle avait également été battue par un mari alcoolique. En outre, face à la paresse de celui-ci, elle avait été contrainte de travailler pour faire vivre le foyer. S'était alors programmée l'image de l'homme agresseur et déficient, d'où la nécessité d'une part de développer la force physique afin que la lutte soit plus égale et d'autre part de devenir masculine pour le remplacer. Du côté de ses grands-parents maternels, une double programmation de prise de poids pesait également sur Danielle. Sa grand-mère, violée à l'âge de 16 ans, trouva une solution très simple pour ne plus éveiller de désir : elle grossit. Là encore, le poids fut conçu comme un rempart et une arme contre des adversaires potentiels. Quant au grand-père, il n'accepta jamais l'idée d'avoir été abandonné à 6 ans par sa mère. Le petit enfant en lui voulait croire qu'elle l'avait perdu. Il prit donc du poids dans l'espoir inconscient d'être le plus visible possible le jour où elle viendrait le chercher. Et il transféra sur sa fille ses manques et ses peurs, lui donnant le prénom de sa mère et édictant de nombreux interdits pour ne pas perdre une deuxième fois « sa Sylvie ». Lourd passé familial. Mais, en prenant conscience de ces multiples programmations, Danielle s'en est libérée. Aujourd'hui, elle a retrouvé une taille normale et est devenue jolie. Dernièrement, elle m'a avoué que le plus beau cadeau n'était pas de se voir mince, mais d'être sortie du combat permanent qu'elle menait contre tous, sans même sans apercevoir.

Autre histoire, celle de Marjolaine. Son poids est concentré sur le ventre et les hanches et ce n'est pas un hasard : dans sa famille, beaucoup de malheurs sont directement liés à la région du bassin. Écoutez plutôt. Ses deux grand-mères moururent enceintes, l'une en deuxième couche, avec le bébé qu'elle portait, l'autre, à la suite d'un avortement autopratiqué. De plus, alors que Marjolaine n'avait que 5 ans, son père, mineur, eut le bassin écrasé lors d'un effondrement de galerie. Cloué sur son lit, il souffrit durant des mois, sous les yeux de sa fille. C'est à sa première grossesse que Marjolaine déclencha sa prise de poids, pensant ainsi se protéger et protéger l'enfant en l'enrobant de graisse. Dix ans après, une deuxième grossesse réactiva cette peur viscérale et lui laissa de nouveau une dizaine de kilos. Quelques années plus tard, sa mère mourut d'un cancer du côlon (toujours le ventre), ce qui valut à Marjolaine 10 kilos supplémentaires. C'est alors qu'elle décida de prendre le problème à bras-le-corps en assistant à un de mes ateliers.

Comme nous le constatons au travers de ces deux exemples, le vécu de nos ancêtres est inscrit dans notre mémoire cellulaire, mais nous n'en avons que rarement conscience. C'est pourquoi la psychogénéalogie nous est si utile. Elle permet de partir à la recherche de l'origine de notre embonpoint en cheminant dans l'arbre généalogique. Pour trouver la clé des prises de poids, j'analyse les vécus familiaux sur quatre ou cinq générations, mais également les concordances de dates ou la signification des initiales des prénoms, comme dans le cas de Christine. Dans son arbre généalogique, apparaissaient ainsi de nombreux prénoms commençant par les lettres A ou C : A comme Andrée, Alizé, Anael, Arsène, Augustine, Albert et, pour les C, Christine, Charles, Charlotte, Céline, Caroline, etc. Au regard de l'arbre généalogique, j'ai fini par lire A… C… Assez. Mais, assez de quoi ? L'histoire familiale de Christine nous a éclairés. Sur plusieurs générations, les femmes qui réussissaient professionnellement étaient toutes célibataires, veuves ou divorcées. La programmation inconsciente que subissait Christine consistait donc à choisir entre amour et travail, comme si les deux ne pouvaient être atteints en même temps. L'arbre criait A C, « Assez » de cette impossibilité à pleinement s'épanouir. Et effectivement, malgré des études brillantes et un beau parcours professionnel, Christine avait quasiment abandonné sa carrière lorsqu'elle avait accouché de ses jumelles. Elle avait choisi sa famille au détriment de son travail. Choisi, croyait-elle, mais le choix lui avait été imposé par ses ancêtres. Cette perte de liberté, cette obligation de sacrifice personnel, au fond, elle ne l'acceptait pas. Ses quinze kilos en trop en témoignaient. Grâce à un travail en psychogénéalogie, Christine a pu, elle aussi, dire « assez », assez de devoir se contenter de l'une ou l'autre réalisation. Aujourd'hui, c'est une femme comblée sur les plans personnel et professionnel.

Toutes les bouleversements émotionnels auxquelles nos ascendants ont été confrontés sans pouvoir les dépasser, ils nous les lèguent, plus ou moins involontairement. À chacun de nous de trouver une solution afin que la lignée devienne moins pesante. Nous devons le faire à la fois pour notre propre bien et pour faciliter la tâche de nos enfants. Ainsi, auront-ils peut-être moins besoin de nettoyer leur arbre.

3

LE POIDS DU GENRE HUMAIN

J'ai accompagné bien des hommes et des femmes dans leur volonté de se libérer de leur poids. Force est de constater que, même si chacun de nous est unique, nous fonctionnons tous de la même manière. Car tout être humain est soumis notamment à quatre lois fondamentales : la loi de l'unicité, la loi de l'expansion, la loi de la survie et la loi de l'imaginaire.

La loi de l'unicité : tout est dans tout

Le poids n'est pas un problème local, mais global. Il touche à l'être humain, homme ou femme, dans sa totalité. Nous vivons en effet sur différents plans (social, professionnel, intellectuel, émotionnel, affectif, physique, etc.), qui agissent en miroir les uns vis-à-vis des autres. Ainsi, une personne à l'esprit ouvert a souvent un corps souple ; alors qu'une personne mentalement rigide développe généralement une raideur physique, se tenant droite, contrôlant tous ses gestes, marchant tel un petit soldat. Dans le même esprit, le surplus de kilos témoigne de lourdeurs, de surcharges subies dans les autres plans.

Je peux même affirmer que chaque kilo en plus est le reflet d'un frein, d'une limitation, d'une souffrance. Par le surpoids, le corps traduit un blocage, une entrave à d'autres niveaux.

Petit à petit, la personne en surpoids s'immobilise dans sa vie, sur un ou plusieurs plans. Elle peut cesser de faire du sport, de travailler, de voir ses amis, d'avoir des relations sexuelles satisfaisantes et, au bout de plusieurs années, tomber dans une profonde dépression. Parce que tout est dans tout et que nous ne formons qu'un, nos problèmes de poids ne sont que le reflet des problèmes que nous avons sur d'autres plans.

La loi de l'expansion : il vaut mieux être gros que mort

Une des lois fondamentales de l'univers est la loi de l'expansion, exprimée par le célèbre « croissez et multipliez ». C'est vrai pour la nature – elle créa d'abord des systèmes simples, unicellulaires avant de pouvoir en produire de plus complexes, à caractère pluricellulaire –, comme pour nous humains. De petits, nous devenons grands, notre personnalité passe du simple au complexe. De un (à l'état célibataire), nous passons à 2 (en formant un couple), puis à 3 ou 4 (avec l'arrivée des enfants), voire plus (avec les animaux domestiques). Il en est de même pour nos biens matériels : nous partons de rien pour acquérir une voiture, une maison, un bateau, etc.

L'expansion est synonyme de mouvement et de vie – nous pourrions la comparer à la dilatation –, alors que la non-expansion s'apparente à une retraction.

Cette loi de l'expansion est inéluctable, matériellement mais aussi psychiquement. Si nous bridons notre personnalité ou laissons un proche la freiner, nous bloquons notre expansion intérieure, avec pour effet simultané une expansion extérieure qui va se voir (par l'accumulation de biens ou de kilos) plutôt que se faire. Mais qu'arrive-t-il si je bloque toutes mes possibilités de mouvements, aussi bien intérieurs qu'extérieurs ? C'est simple : je m'arrête à tous les niveaux et donc je meurs. C'est la mort mentale, émotionnelle ou même physique qui s'approche. Combien d'entre nous sont des morts en puissance ? Combien vivent en étant déjà morts tout en croyant être vivants ? Dites-vous donc que votre surpoids est en fin de compte une chance. Car vous auriez pu tomber en dépression, déclencher une maladie, mortelle peut-être. Et, à tout prendre, mieux vaut être gros que mort.

La loi de la survie : le clan avant l'individu

Impossible de comprendre notre fonctionnement d'humain sans accepter la part animale en nous, qui veille, à chaque instant, à notre survie. Selon le Dr Paul MacLean, notre tête « abrite » un cerveau reptilien, un cerveau paléo-mammalien (cerveau de mammifère primitif) et un autre, néo-mammalien, le cerveau le plus jeune, de 60 millions d'années environ, qui est celui des primates. De cette triade animale, est sorti l'être humain. Même amélioré, son fonctionnement de base reste celui d'un animal qui agit selon deux priorités : la survie de l'espèce (dont découle la procréation) et la survie de l'individu. Mais il est impossible pour notre cerveau d'assurer notre survie sur le long terme. L'essentiel va donc consister pour lui à rester vivant l'instant suivant, notre vie se réduisant en fait à une succession d'instant de survie. C'est pourquoi certaines solutions trouvées dans l'urgence, à l'instant T, se révèlent comme des erreurs pour nous quelques années plus tard. Pourtant, c'est grâce à ces solutions que nous avons dépassé l'instant T et, l'individu étant resté vivant, il a pu participer à la survie de la tribu, de l'espèce…

Chez les animaux et les peuples proches de la nature, la survie du clan prévaut naturellement sur celle de l'individu. Ainsi, chez les Esquimaux, lorsqu'en hiver la nourriture vient à manquer, les personnes âgées quittent l'igloo pour ne plus jamais revenir. Grâce à ce suicide volontaire, les autres membres de la famille peuvent survivre et perpétuer la race.

Dans nos sociétés modernes, nous assistons hélas à un renversement de cette loi fondamentale de la survie : l'individu prime désormais sur le clan. Ainsi ressortent des contradictions énormes avec nous-mêmes, notre famille et la société. Ce non-respect des lois ancestrales est la porte ouverte aux dépressions, maladies, stress en tout genre, et bien sûr à la prise de poids. Nous le verrons plus en détail dans les conflits de survie.

La loi de l'imaginaire : la force de la pensée

Si nous ressemblons pour beaucoup aux animaux dans notre lutte pour la survie, nous n'en avons pas moins une spécificité de taille : la pensée. L'être humain vit à la fois dans la réalité, dans l'imaginaire et dans le virtuel ; son imaginaire est tout-puissant, comme le montre le cas de Roland. Dès l'âge de 6 ans, il est placé en pension. Face à la sévérité des règles, le rêve est l'unique échappatoire qu'il trouve : rêver, seul dans son lit le soir, de liberté, d'une compagne de jeux, de rires… Ce sont ces songes, ces espoirs qui lui permettent d'endurer le quotidien. À 12 ans, il rejoint le domicile familial, mais le pli est pris : d'un côté, sa vie rangée, sage, sans problème ; de l'autre, ses rêves qu'il enfouit profondément avec l'âge. Il se marie, fait des enfants, travaille dur… et grossit, grossit, grossit. Il s'est arrêté sans même le savoir. Il ne veut plus avancer. Inconsciemment, il est en attente de la réalisation de ses espérances, de l'univers de liberté qu'il a construit dans sa tête. À 36 ans, il rencontre Julie, une femme « prisonnière » d'un mariage où règne la répression. En lui jaillit la compassion : être prisonnier, il connaît. Alors, ils développent à deux une relation faite de complicité, d'écoute, de rires, tout ce qu'il avait pu imaginer… Le mari de Julie n'est pas inquiet : Roland est tellement gros qu'il ne peut être un rival. Erreur car, en vivant ses rêves d'enfant, Roland entrevoit la possibilité du bonheur et, pour y courir plus vite, se met à maigrir. Il se sent plus joyeux, plus léger. Il a trouvé la compagne de jeux dont il rêvait enfant.

Sous une forme ou une autre, nos rêves éveillés se réalisent toujours. Car, pour notre cerveau, il n'y a pas de différence entre réalité et imaginaire. Au contraire, notre inconscient préfère toujours l'imaginaire, car il n'est pas dangereux de rêver, et cela ne demande pas d'énergie. Le temps n'existe pas pour lui. Ce qui explique que les programmations puissent remonter plusieurs générations en arrière. Mais, grâce à cet imaginaire et à certaines techniques de visualisation, il est possible de déprogrammer les croyances erronées et d'en programmer de positives. Et donc de sortir du surpoids…

Notre enfance, notre éducation, nos ancêtres, notre culture, notre appartenance au genre humain pèsent parfois bien lourd sur nos frêles épaules. Face à ces poids, il paraît sensé d'augmenter son volume, tel un haltérophile qui, pour ne pas s'écrouler sous les poids et haltères qu'il doit soulever, développe sa masse corporelle. Sachons donc remercier notre corps de nous avoir permis d'encaisser nos différents traumatismes. Puis, petit à petit, enlevons un à un les poids et les haltères afin de pouvoir nous aussi nous délester de la graisse qui nous encombre. C'est le travail que je vous propose d'accomplir pour en finir définitivement avec vos kilos.

II

À LA RECHERCHE
DE LA PROGRAMMATION

Telles des poupées russes, nous sommes aujourd'hui à l'image de ce que nous étions enfants. Pour découvrir la minuscule poupée du fond, la seule qui soit d'un seul tenant, celle sur laquelle toutes les autres se sont construites, il faut enlever boîte après boîte, remonter le cours du temps. Ainsi en va-t-il des programmations de poids. C'est pourquoi je vous propose de décoder ce que vous dit votre corps, de déterminer les cycles biologiques qui vous amènent à répéter les mêmes événements et d'enquêter sur votre généalogie.

1

LA SYMBOLIQUE DE NOTRE CORPS : VOIR QUI NOUS SOMMES

Notre corps ne cesse de nous parler, mais nous ne l'écoutons pas. Par ses formes, gracieuses ou disgracieuses, il exprime notre caractère, nos forces, nos faiblesses, nos dons, nos peurs, nos désirs, nos missions… Par son fonctionnement biologique et ses dysfonctionnements, il nous renseigne sur nos croyances, sur nos capacités et incapacités à appréhender le monde. En étudiant la symbolique de nos amas graisseux, de notre visage et de notre digestion, nous pourrons enfin entendre ce que notre corps veut nous dire, entendre ce qu'il nous crie depuis si longtemps.

La symbolique de nos formes

Un jour, installez-vous à la terrasse d'un café et amusez-vous à regarder la silhouette des passants. Vous constaterez les formes infinies des corps et qu'un gros ne ressemble jamais à un autre gros. L'un sera ventripotent, un autre aura des fessiers à la Botero, une troisième arborera une culotte de cheval…

Le choix de la zone graisseuse, même s'il est inconscient, n'est pas le fruit du hasard. Il indique à quel endroit du corps un besoin de protection s'est fait ressentir.

Face à une menace, seules deux solutions existent : fuir ou combattre. Ceux qui fuient seront plutôt maigres – plus on est léger, plus on court vite et longtemps –, ceux qui combattent auront tendance à être gros. Dans le combat qu'ils mènent, les gros chercheront à dissuader l'adversaire de les attaquer en développant une taille impressionnante, de façon à être, tel un sumo, indéboulonnable ou à se protéger en entassant la graisse là où ils risquent de prendre des coups, là où ils ont besoin d'être forts. Chaque partie de notre corps traduit une réalité différente, exprime une peur ou un désir spécifique.

Quand vous avez commencé à grossir, quelle partie de votre corps s'est d'abord enveloppée ? Où est apparue en premier votre surcharge pondérale ? Sur votre ventre ? Vos fesses ? Vos hanches ? Vos cuisses ? Pour remonter à l'origine de votre surpoids, il est important de savoir où les couches de protection sont venues se placer en premier.

L'estomac

Adrien se souvient que son surpoids s'est d'abord manifesté « en haut du ventre ». Lorsque je l'interroge sur la période de ce changement physique, il n'a pas trop de mal à se rappeler qu'il est apparu quelques mois après le décès de son père. Il me raconte alors que la succession s'est très mal passée et qu'il s'est retrouvé lésé au profit de son frère aîné. Trois ans plus tard, il ne s'en est toujours pas remis. Il garde et entretient une vivre rancune à l'égard de son frère auquel il n'adresse plus la parole. Il a encore toute cette affaire « sur l'estomac »…

Prendre du volume au niveau stomacal, c'est se protéger des trop-pleins émotionnels, étouffer sa peur des autres ou ressasser une offense qu'on ne parvient pas à digérer. Ne pas oser peut faire grossir si on pense en boucle à toutes les envies auxquelles on a renoncé par crainte de la réaction des autres. Adrien aurait voulu obtenir de son père qu'il lui lègue la ferme, mais il n'avait pas osé. Ne pas pardonner fait également que « tout reste sur l'estomac », avec des aigreurs en prime. Des jours, des semaines, des mois durant, nous mâchons et remâchons la même rancœur vis-à-vis de celui ou de celle qui nous a trompé, blessé, fait perdre notre idéal, provoqué notre échec, etc. Et, comme les vaches, en ruminant, nous grossissons.

Le ventre

La prise de poids abdominale peut être liée à un traumatisme vécu, personnellement ou par ascendants interposés, sur cette partie du corps. Physiquement, le ventre est notre plus grande zone de fragilité ; aucun os ne lui sert d'armure. Un coup trop brutal pouvant entraîner une hémorragie interne et conduire à la mort, la graisse abdominale est conçue inconsciemment comme un moyen de défense de nos viscères. Ainsi, pensait Marjolaine, qui comptait dans son arbre généalogique deux décès dus à un accouchement et à un avortement malheureux ainsi qu'un père mineur dont le bassin avait été écrasé (voir p. 33). Lors de ses grossesses, elle s'enveloppait de graisse pour préserver sa vie, mais aussi celle de son bébé. Quant à Janine, son adiposité abdominale était directement liée à la peur de mourir, comme sa mère, d'un cancer des organes génitaux. Pour elle, le danger venait de l'intérieur. Dans tous ces cas, la partie ventrale est assimilée à une zone à risques, que l'on sauvegarde, que l'on renforce en lui donnant du poids.

Dans un autre registre, un ventre proéminent peut signaler la prépondérance accordée aux enfants plutôt qu'au conjoint. La maternité ou la paternité prime alors au détriment de l'identité sexuelle : on se sent plus mère que femme, ou plus père qu'homme. Cela peut aller jusqu'à signifier une incompatibilité sexuelle avec son partenaire. En effet, un gros ventre éloigne physiquement. Il empêche le corps-à-corps, réduit le contact avec l'autre à son strict minimum, interdit toute fusion corporelle, mais aussi émotionnelle : nos tripes, dans leur double sens, deviennent hors de portée. En se parant d'un ventre de femme enceinte, Marlène pensait, inconsciemment, susciter moins de désirs. Elle mettait en avant la maternité, non sa féminité, et imaginait sans en avoir conscience que son (prétendu) état la rendait moins apte aux relations sexuelles. Marlène n'avait pas trouvé meilleur moyen pour tenir à distance un mari dont elle ne voulait plus…

L'excès de graisse abdominale peut aussi résulter d'un sentiment d'abandon affectif, que ce dernier ait été réel ou seulement ressenti comme tel. Un enfant abandonné par sa mère, un autre que l'on enlève, après plusieurs mois, à sa mère nourricière (voir le cas d'Élisabeth p. 20), un bébé qui vit mal le sevrage et le retour de sa mère au travail, un homme délaissé par une femme qu'il considère comme la source de son bonheur – ou l'inverse – développent généralement un rapport conflictuel à la nourriture qui peut se traduire au niveau ventral.

Enfin, dans les milieux modestes ou de culture méditerranéenne, une belle bedaine est, pour l'homme, le signe extérieur de sa richesse et de sa réussite sociale. On l'entendra d'ailleurs dire fièrement : « Mieux vaut faire envie que pitié. » Avoir du ventre n'est, dans ce cas, pas si mal vécu.

Les hanches

De tout temps, les divinités de la fertilité ont été représentées avec des hanches volumineuses. Car, plus le bassin est large et arrondi, plus il s'ajuste à la croissance fœtale et laisse facilement passer la tête du bébé à la naissance. Ainsi, en se dotant de hanches épaisses, une femme montre inconsciemment son potentiel de maternité. Face à l'homme, uniquement considéré comme géniteur, elle met en avant sa fertilité. La fertilité, c'est pouvoir porter des fruits et donc assurer l'abondance, l'abondance de vie, mais aussi l'abondance d'esprit. Ces femmes sont généralement pourvues d'une grande richesse intérieure et d'une forte créativité, sans qu'elles osent pour autant en faire usage. Leurs hanches ne fondent que lorsqu'elles s'accordent le droit d'être elles-mêmes. Ce fut le cas de Mireille, qui se limitait à sa vie de femme au foyer, malgré des talents certains en peinture. Un galeriste local tomba en arrêt devant un tableau qu'elle avait offert à une de ses amies et voulut faire connaître l'artiste. Après maintes hésitations, Mireille se laissa convaincre, exposa ses œuvres, rencontra le succès, et troqua, peu à peu, ses hanches de déesse antique pour une tenue de peintre.

Pour les hommes, les hanches ont un tout autre rôle : elles sont un lieu de force. De profil, elles servent à pousser des objets lourds, à résister à un mouvement contraire. Lorsqu'une femme développe des hanches fortes par excès de masculinité, il faut se demander ce (ou ceux) contre quoi (ou qui) elle se bat ou résiste.

Plus spécifiquement masculines, les poignées d'amour représentent la stabilité du couple et de la famille.

L'homme s'est installé dans les petits plaisirs de la vie : les repas de famille, les fêtes entre copains, les soirées foot... Il vit replié sur son petit monde, savourant le « repos du guerrier ». Mais les poignées d'amour, c'est aussi le « poids nié de l'amour ». Elles montrent combien porter une famille peut être lourd pour un homme, surtout si son épouse n'est pas indépendante. Ses poignées d'amour servent à la guider, à la tirer « à la force du poignet » vers l'avant. Lui voudrait bouger, mais comment mettre fin à ce confort dont tous profitent ? Comment faire pour ne plus porter tout le poids de la famille, s'en libérer pour se libérer ? L'homme est partagé entre son désir de liberté et son confort.

Lorsque la taille apparaît informe, on a affaire à des personnes qui suivent non leur propre voie mais une règle qui leur a été inculquée dans l'enfance. Sans véritable caractère, ils ne prennent aucune décision, ne mouillent jamais leur chemise, évitent à tout prix les conflits. Ils vont leur petit bonhomme de chemin, sans se remettre en cause et sans prendre position.

D'une manière générale, l'embonpoint au niveau des hanches est très souvent le signe d'un conflit familial transgénérationnel.

Les fesses

Bien évidemment, les fesses représentent un appât sexuel. Charnues, elles sont bombées et d'autant plus voyantes. Balancées à droite, à gauche, dans une démarche chaloupée, elles sont une invitation à « croquer la pomme », un appel à la sexualité. En revanche, lorsqu'elles sont énormes, elles deviennent moins attrayantes. Elles signent la pérennité de la relation plutôt que le plaisir sexuel immédiat ; elles sont une promesse de confort conjugal et non de folles passions. Les femmes aux fesses imposantes s'immobilisent souvent dans leur vie familiale et sclérosent leur famille. Hélène se contentait ainsi de sa vie « pépère » qu'elle jugeait plus rassurante qu'une vie enflammée. Avec son « derrière de camion », elle s'assurait de rouler lentement sur l'autoroute de sa vie. Elle cuisinait avec tendresse de bons petits plats à son mari et continuait à couver ses enfants, bien qu'adolescents. Tous bien au chaud, qui aurait envie de bouger ? pensait-elle sans le savoir. Mais la vie est mouvement : ses enfants partirent en fac, loin d'elle, et son mari commença à regarder à l'extérieur qui pourrait rallumer sa flamme. Hélène vint alors me consulter…

La corpulence des fesses peut traduire une situation présente, mais également notre vécu enfant ou celui de nos aïeuls. Si on a subi dans son enfance des maltraitances physiques, des fesses volumineuses peuvent servir de protection contre d'éventuels fessées ou coups de pied au c…

Un large fessier peut également être la résultante d'actes pédophiles dont a été victime un de nos ancêtres. Avec l'esprit de l'enfant d'alors, ce dernier a transmis aux générations suivantes l'idée que, si les fesses sont grosses, la pénétration sera moins douloureuse, voire impossible.

Enfin, elles peuvent indiquer la soumission d'une personne (ou de toute une famille) qui, en courbant l'échine, met en relief son postérieur.

Les cuisses

Sylvia avait des cuisses si volumineuses qu'elles ne formaient plus qu'un seul bloc. Aucun espace ne subsistait à l'entrejambe et c'était tant mieux, car ce dont Sylvia, malheureuse en ménage, avait le moins envie, c'était de parties de jambes en l'air ! Éliminer l'écartement entre les cuisses revient à diminuer les chances de pénétration. Des cuisses volumineuses traduisent ainsi une fermeture sexuelle, mais aussi émotionnelle. Difficiles à atteindre à tout niveau, ces femmes se révèlent souvent être des descendantes d'épouses contraintes, pour cause de devoir conjugal, de subir les « assauts » de leur mari. Avoir des cuisses-barrage équivaut à crier « je suis autre chose qu'un vagin » et à appeler à des relations plus sensuelles que sexuelles. C'est aussi obstruer la porte de sortie à un bébé. En entravant sa mise au monde, en l'empêchant de vivre hors d'elle, la femme cherche symboliquement à garder son enfant pour elle.

Chez l'homme, de grosses cuisses sont souvent l'expression d'une volonté de domination, du farouche désir d'avoir toujours raison, de l'habitude de toujours « forcer les choses ».

On retrouve aussi de grosses cuisses chez les personnes des deux sexes qui, par manque de confiance en la vie et par excès de sens du devoir, ont un comportement particulièrement dirigiste. À trop être dans le faire et pas assez dans le laisser-faire, elles développent leurs membres locomoteurs.

Des cuisses solides sont, en effet, le gage de la mobilité. C'est notamment vrai pour les descendants d'immigrants. Antonia et Juan, qui avaient gagné la France à pied pour fuir la misère qu'ils connaissaient en Espagne, avaient ainsi pourvu inconsciemment leur fille Aline de cuisses assez fortes pour qu'elles puissent résister à une autre marche forcée, si l'éventualité se reproduisait...

Pour Eugène, cet enfant abandonné par sa mère sur le quai de la gare, le problème était inverse. Il ne voulait pas bouger de place puisque sa mère avait promis de revenir ; il ne voulait pas que la police le force à le suivre.

Alors, adulte, il s'était muni de deux lourdes attaches terrestres, des cuisses du double de la taille normale. Avec les hanches, les cuisses ont pour fonction d'assurer la stabilité et le soutien du corps. Donc, pour s'ancrer, pour lutter contre vents et marées, autant être bien arrimé, autant se doter de cuisses massives et de hanches fortes. Ainsi, personne ne pourra vous déplacer sans votre consentement. C'est ce que pensait inconsciemment Eugène…

Évoquons enfin ce mal si féminin, la *cellulite*, qui se loge notamment sur les cuisses. Les femmes qui souffrent de cellulite se trouvent généralement en même temps dans un besoin désespéré de partir et dans l'incapacité de le faire, par peur ou par manque de moyens. L'empêchement est soit réel, soit imaginaire. Il peut résulter d'un vécu transgénérationnel dans lequel des ascendants se sont trouvés soit prisonniers sans pouvoir s'échapper, soit reniés parce qu'ils avaient quitté le « droit chemin » familial. La cellulite témoigne donc d'une impossibilité à se libérer ou à assumer ses envies. En retenant l'eau, que ou qui cherche-t-on à retenir ? Souvent, il s'agit d'une non-acceptation de la séparation d'avec la mère (le conflit peut-être familial) ou d'une incapacité à exprimer ses émotions. La *culotte de cheval* est, plus précisément, en rapport avec le père et le niveau social. Les femmes qui en sont pourvues sont souvent, de façon inconsciente, en recherche du père qui fut absent physiquement ou rejeté moralement. Elles ont pris sa place auprès de la mère et démontrent une réelle volonté de commander, de diriger, qu'il s'agisse de leur propre vie ou de celle d'une personne de leur entourage. D'un autre côté, la culotte de cheval peut relever d'une programmation familiale d'ascension sociale. Car, autrefois, seuls les aristocrates portaient la culotte. D'où l'appellation « sans-culottes » pour les hommes du peuple. Ainsi Ève avait-elle hérité une belle culotte de cheval de son arrière grand-mère Eugènie, fille de tailleur si fière de promener dans la calèche de son fiancé, le marquis de B., puis si blessée qu'il rompe juste avant leurs noces...

Les mollets

Nos mollets sont le reflet de notre manière d'avancer dans la vie. Une personne aux mollets flasques témoigne d'un manque de motivation. Sans but, elle traverse sa vie tel un passant. A contrario, un individu qui a des mollets tendus se révélera déterminé et à l'affût des occasions qui se présentent à lui pour atteindre son but. Enfin, une personne dotée de gros mollets agit souvent comme un bulldozer ; rien ne l'arrête, pas même les obstacles qui barrent sa route. Elle fonce droit devant, défonce toutes les barrières, enfonce toutes les portes. Arc-boutée à ses croyances, trop fidèle à son éducation, elle ne sait pas cheminer légèrement. Ce que les autres parcourent en cinq minutes de marche lui demande des heures et une énergie décuplée. Tout au long de sa vie – à moins d'un travail thérapeutique –, elle se trouvera ainsi confrontée à des épreuves mettant en jeu sa persévérance.

Les chevilles

Elles sont l'articulation qui nous permet de passer de la position statique à l'action. Fragiles, les chevilles diminuent notre potentiel à amorcer un mouvement vers l'avenir. Grosses, elles témoignent d'une confiance excessive en soi, d'un refus d'écouter les autres et de la volonté de n'en faire qu'à sa tête. Ne dit-on pas d'une personne orgueilleuse qu'elle a les « chevilles qui enflent » ? Chaque nouvelle réussite gonfle son propre contentement. Mais cette vanité apparente cache en fait, quelquefois, une forte peur d'échouer et le besoin de protéger son talon d'Achille, symbole de nos faiblesses. Toute personne qui doit, par programmation familiale, prendre son envol ne peut avoir de grosses chevilles.

Généralement, chevilles et mollets grossissent successivement.

Françoise
ou comment nos formes expriment
le vécu de nos parents

Depuis son enfance, Josette n'attendait qu'une chose : pouvoir quitter son village du Jura. Pas facile lorsque vos parents vous signifient clairement que les filles ne partent que pour se marier et qu'aucun garçon du coin n'envisage de tenter l'aventure ! Alors, lorsque sa sœur lui présente son nouveau petit ami, un employé de banque en vacances dans la région, elle voit en lui son unique chance de changer de vie. Elle déploie tout son charme, le séduit et peut enfin quitter ses parents, son usine, son « bled », pour le suivre à Marseille. À 28 ans, elle a réalisé son rêve.

De cette union naît Françoise. Vers 12 ans, à l'âge même où sa mère commençait à s'ennuyer et à vouloir aller en ville, elle se met à prendre du poids sur le ventre et les cuisses. À 16 ans, ses jambes sont disproportionnées par rapport au reste de son corps. Il lui faudra six ans supplémentaires pour s'enrober complètement et se lancer dans l'infernale course aux régimes. Que s'est-il passé dans son inconscient ? Sans le savoir, Françoise a hérité des désirs et des contraintes de sa mère. Dans ses cellules sont inscrits le besoin de partir – d'où la nécessité d'avoir des jambes solides –, mais aussi l'obligation de mariage pour y parvenir. Josette aurait aimé pouvoir partir seule, ne pas dépendre d'un homme pour accomplir son destin. Elle prend du ventre par refus de l'homme, pour l'éloigner lors du contact charnel.Mais pour s'en aller, elle avait dû se résigner à se marier avec le premier venu. Toute cette contradiction, Françoise la porte dans ses cuisses, mais aussi dans le reste de ses jambes. Ses genoux épais, qui l'empêchent de s'agenouiller en guise d'allégeance, indiquent qu'elle ne veut pas plier, qu'elle ne veut pas céder face à l'autorité. Ses mollets, gros et tendus, montrent qu'elle se durcit pour pouvoir accéder seule à ses désirs, sans avoir recours à l'aide d'un homme et qu'elle est prête à bondir dès qu'une opportunité se présentera. Elle remplace la force de caractère qui lui a fait défaut par de la force physique. Elle prend des kilos pour enfin faire le poids. Françoise a fait sienne l'histoire de Josette ; elle vit aujourd'hui dans son corps ce que sa mère a vécu, plusieurs années auparavant, dans son cœur.

La symbolique de la digestion

Décoder nos troubles digestifs peut nous amener à mieux percevoir nos désordres psychiques. Les organes de la digestion sont, en effet, chargés d'une forte symbolique, qui, décryptée, permet d'appréhender nos blocages émotionnels.

La digestion peut se résumer à un phénomène d'assimilation, de transformation et, à son contraire, l'élimination. Bloquer l'assimilation, c'est bloquer la compréhension d'un événement de notre vie ou de celle de nos ascendants. Bloquer l'élimination, c'est ne pas vouloir perdre, vouloir que rien ne change, vouloir retenir, c'est bloquer l'évolution. Ce désir inconscient traduit un manque ou une incapacité à oublier ou à se souvenir. Alors, on souffre de constipation chronique ou on entasse les kilos…

L'estomac amorce la digestion

Des phrases telles que « je n'arrive pas à le digérer » ou « ça m'est resté sur l'estomac » signalent un blocage digestif. Dans la gestuelle, l'indigestion chronique se traduit par une tendance à poser la main sur l'estomac, à se frotter l'estomac à l'évocation d'un problème ou encore à éructer.

On trouve souvent à l'origine des problèmes digestifs des contrariétés familiales qui nous ont « estomaqués », autrement dit qui nous ont surpris par leur caractère choquant et offensant. On ne parvient pas à les digérer, c'est-à-dire à les transformer pour pouvoir les éliminer. Elles nous pèsent sur l'estomac.

Les reins éliminent les déchets azotés

Un blocage éliminatoire est repérable à des réflexions telles que « ça, je ne peux pas l'oublier ». Au lieu de filtrer pour ne garder que le bon (ce qui est le rôle des reins), nous ne sommes pas à même de faire le tri et d'éliminer les paroles ou les actes qui nous ont fait mal. Incapables de passer à l'étape suivante, nous restons comme figés au moment où les difficultés sont survenues. C'est souvent le cas des personnes ayant subi un important sinistre. Elles se trouvent confrontées à la nécessité de lutter pour leur existence sans pouvoir s'appuyer sur l'existant. Elles ont perdu tous leurs repères et font face à un important « vide social ». Tout s'écroule ; elles se sentent perdues, délaissées.

Le foie sert à l'épuration et à la détoxication

Le foie, producteur de la bile, est traditionnellement associé à la peur. Ne dit-on pas « avoir les foies », « se ronger les foies » ou « se faire de la bile » ? Les crises de foie sont autant de manifestations de la peur de manquer d'argent (en hébreu, le foie signifie aussi « lourdeur, pesanteur, richesse, puissance... ») ou de faim, aussi bien dans le présent que dans l'avenir. Il peut signaler des embrouilles avec la famille proche, des complots dans l'environnement professionnel ou dans la fratrie. Les Asiatiques appellent le foie la « porte de la sagesse » ; il est pour eux le siège de la volonté, du discernement, du guide intérieur.

La vésicule biliaire emmagasine la bile

Des crises de vésicule vous rappellent à l'ordre ? Avez-vous suivi votre opinion ou l'avis d'autrui ? Avez-vous été influençable ou avez-vous fait ce que vous jugiez juste ? Contre qui avez-vous de la rancœur ? Car c'est là que se loge la colère non évacuée.

Le pancréas sécrète les sucs gastriques indispensables à la digestion

Le pancréas est lié au conflit d'ignominie. Pour digérer un événement vécu comme une infamie, il faut fabriquer le maximum d'agents dissolvants.

Mais on trouve aussi dans les troubles du pancréas la peur du manque et le besoin de lutter pour attraper son morceau avant que les autres – généralement, la famille – ne vous le prennent. C'est pourquoi ils se manifestent souvent suite à des problèmes d'héritage.

Les intestins permettent d'évacuer

« Je ne peux pas lâcher », telle pourrait être, en résumé, la cause des troubles intestinaux. Faute d'avoir la même fonction, les différentes parties de l'intestin n'ont pas la même symbolique. Néanmoins, on peut affirmer que toutes présentent en général des conflits d'ignominie.

1 L'intestin grêle – principal organe de la digestion chimique et de l'absorption des aliments – et le côlon sont associés à un conflit de parole. « Le côlon (utilisant des milliards de germes), écrit Christian Flèche dans *Décodage biologique des maladies*[1], élimine ce qui a été jugé inutile par le corps, superflu, sale : méchanceté, vacherie, trahison, crasse. » Quelle parole méchante ou injuste ressassons-nous

1. Le Souffle d'or, 2001.

sans cesse ? De quel tour de cochon ne pouvons-nous nous libérer ?

2 Le duodénum signale une contrariété avec la famille, les amis ou les relations de travail souvent à propos d'argent.

3 Le rectum, déclenchant le réflexe d'évacuation, des problèmes à ce niveau indiquent que l'on n'a pu se défaire de paroles ou d'actes blessants, que l'on n'arrive pas à les évacuer pour cause de mutisme. L'infamie est si fortement ressentie qu'on est incapable d'en parler et encore moins de pardonner.

Trouble digestif largement répandu, la colite est le symptôme de « la peur au ventre ». Elle s'accompagne d'une dévalorisation personnelle et d'une paralysie empêchant tout mouvement.

La constipation touche les personnes qui ne veulent surtout pas céder, qui sont toujours dans le contrôle d'elles-mêmes et des autres.

Qu'est-ce que le décodage biologique ?

« Dans le décodage biologique, la maladie est considérée comme un code, la transcription de notre histoire dans la partie correspondante de notre corps. Le décodage se fonde sur la biologie, c'est-à-dire sur la fonction des organes. Dans cet esprit, le symptôme est un excès ou un manque de la norme physiologique, survenu pour nous soulager d'un stress spécifique. Un choc émotionnel est toujours à l'origine d'un symptôme. La maladie n'est donc plus perçue comme un "problème", mais comme la solution du corps pour se donner une chance supplémentaire d'adaptation et de survie face à un événement extérieur[1]. »

---

1. *Le Décodage biologique*, Christian Flèche, Bernet-Danilo, 2003.

2

Les cycles biologiques mémorisés : remonter le cours du temps

Marc Fréchet, dans la deuxième moitié du XXe siècle, a fait une découverte majeure : les cycles biologiques cellulaires mémorisés. La théorie en est simple : nous répétons, suivant des cycles déterminés, les mêmes événements sous différentes formes jusqu'à ce que nous soyons capables de nous libérer du ressenti d'origine ou de les résoudre. Si vous souhaitez sortir de votre (ou de vos) schéma(s) répétitif(s), il faut accomplir le chemin en sens inverse, repérer les similitudes de situations, d'émotions, de sentiments, sauter de date en date, remonter le cours du temps jusqu'à l'élément déclencheur, jusqu'au traumatisme premier. C'est ainsi que l'on part de l'instant t pour arriver jusqu'à t – 10, – 20, – 30, etc., voire jusqu'à la conception et même un an avant.

Les prises de poids fonctionnent également sur ce mode cyclique. Elles interviennent à des dates ou à des âges anniversaires, comme l'illustrent les histoires de Jeannine et de Lisa que je vais vous raconter maintenant.

Alors que Jeannine n'est qu'une enfant, sa maman est atteinte d'un cancer des organes génitaux. La voir rentrer de l'école à quatre heures et goûter lui procure ses dernières joies. « Comme tu as bon appétit, ma fille ! C'est bien ; ça prouve que tu es en bonne santé », lui répète-t-elle, le sourire aux lèvres, alors qu'elle n'a déjà plus ni la force ni l'envie de manger. Sous prétexte que Jeannine a besoin d'un soutien moral dans ces moments difficiles, son père rentre de plus en plus souvent à la maison accompagné d'une amie. « Elle est encore là, celle-là ? » demande sa mère chaque fois. Dans cette question à laquelle elle ne sait que répondre, Jeannine perçoit la rancœur de sa mère, sans pour autant comprendre ce qui se joue dans la pièce du bas. Jeannine perd sa mère alors qu'elle n'a que 10 ans. Un an plus tard, son père se remarie justement avec « cette amie si compatissante ». Après son emménagement au domicile familial, d'incessantes disputes éclatent. Jeannine ne supporte pas la venue de celle qu'elle considère comme une intruse ; elle ne veut pas de cette mère de remplacement. N'y tenant plus, son père la place, contre sa volonté, en pension. Commence alors pour Jeannine une vie de grande solitude affective. Chaque soir, elle supplie mentalement son père de venir la chercher. Elle voudrait tant quitter ce dortoir froid pour retrouver un papa aimant. Mais son père n'entend rien, ne voit rien du chagrin de sa fille, tout occupé qu'il est avec sa nouvelle épouse… Voici pour le tableau général de l'enfance de Jeannine. Voyons maintenant comment, à l'âge adulte, ses prises de poids entrent en écho avec les souffrances qu'elle a endurées enfant.

À 20 ans, Jeannine enclenche sa première prise de poids. 20 ans, c'est 2 fois 10 ans, soit 2 fois l'âge qu'elle avait au moment du décès de sa mère. Son surplus graisseux, elle le place au niveau du ventre, manifestant ainsi son désir de se protéger contre la maladie de sa mère. Chaque fois que Jeannine a besoin de réconfort, elle puise dans le réfrigérateur comme on puise dans le plaisir. En réalité, son inconscient lui renvoie le souvenir de la satisfaction de sa mère qui, associant nourriture et bonne santé, ne souriait que lorsqu'elle regardait sa fille manger.

À 22 ans, elle réenclenche une seconde prise de poids, en rapport, cette fois, avec son père. 22 ans, soit 2 fois 11 ans, l'âge qu'elle avait lors de son remariage. En grossissant, elle veut occuper au maximum le champ visuel de son père pour qu'enfin il la regarde, elle, et non sa nouvelle épouse. De plus, elle pense inconsciemment ériger une barrière contre sa belle-mère et se donner le moyen physique de faire le poids pour la combattre.

Suivant ces mêmes cycles de 10 et 11 ans, Jeannine prend encore une dizaine de kilos à 30 et 33 ans (le triple de 10 et de 11), puis à 40 et 44 ans. C'est à cet âge que Jeannine vint me consulter, sa motivation tenant certes à son obésité (elle comptait 60 kilos de trop), mais aussi au décès de son mari. Ce deuil fut la petite goutte qui fit déborder le vase, le chagrin de trop, celui qui ravive tant ceux du passé que la souffrance en devient insupportable. Une fois les cycles des prises de poids mis en lumière, elle comprit qu'elle avait transporté, sa vie durant, les douleurs de son enfance, que son sentiment d'avoir été abandonnée par sa mère, son père, puis son mari était à l'origine de son surpoids.

Le phénomène des cycles biologiques s'avère d'une grande aide pour remonter le cours du temps. En posant les événements marquants, on trouve assez aisément leur fréquence, comme dans le cas de Jeannine ou de Lisa dont voici l'histoire.

Lisa a 40 ans et 40 kilos en trop lorsqu'elle me consulte. Sa première prise de poids, elle l'a enclenchée à 30 ans. Lorsqu'elle me raconte sa vie, nous nous rendons compte que, tous les trois ou six ans, un événement préparait le terrain. Lisez plutôt.

– 3 ans : trois ans avant sa naissance, très précisément au mois d'avril, sa grand-mère est enfermée dans un asile psychiatrique pour accès de folie.

– 0 an : Lisa (notez l'anagramme Lisa/asile) naît dans un contexte de grande déprime. Sa mère se sent totalement impuissante face aux mauvais traitements infligés à la grand-mère.

– 6 ans : sa grand-mère meurt. Son décès accentue le sentiment de culpabilité chez la mère de Lisa.

– 12 ans : peu après la rentrée des classes, Lisa entre dans une bijouterie du quartier avec ses amies. L'une d'elles dérobe une montre. Lorsqu'il s'en aperçoit, le bijoutier les menace : « Un jour, je vous le ferai payer ! » Lisa est terrorisée. Elle détourne dès lors son chemin pour ne plus le croiser.

– 18 ans : Lisa quitte, dans la discorde, le domicile familial. Elle reproche à ses parents de l'avoir empêchée de suivre des études de comptable, profession pour laquelle elle se sentait une vocation.

– 24 ans : Lisa devient gardienne de prison. Ce métier qu'elle n'a pas choisi a un double intérêt de « réparation ». D'une part, en se conduisant gentiment avec les détenues, elle accède à l'ancien désir de sa mère de voir sa grand-mère bien traitée à l'asile ; d'autre part, en se retrouvant derrière les barreaux, elle s'autopunit pour le vol de la montre tout en prouvant, chaque soir en quittant la prison, son innocence.

– 27 ans : un bijoutier est incarcéré pour simulation de cambriolages et escroqueries à l'assurance. Comme il la dévisage longuement, elle est mal à l'aise, sans se douter que ce sont ses vieilles peurs qui resurgissent en même temps que sa culpabilité. Elle se sent vulnérable et craint d'être reconnue.

– 30 ans : Lisa enclenche son surpoids. Ses prises de poids ont lieu essentiellement au printemps et à l'automne, montrant ainsi qu'elles sont liées, d'un côté, à la folie de la grand-mère (enfermée en avril) et, de l'autre, au vol chez le bijoutier (commis en septembre). En grossissant, elle espère inconsciemment devenir méconnaissable pour ne pas être identifiée comme ayant participé à des événements douteux, et elle étouffe son double sentiment d'impuissance et d'immobilisme forcé – celui que sa mère lui a transmis par rapport à sa grand-mère et celui qu'elle a développé auprès des prisonnières pour lesquelles elle ne peut pas grand-chose.

L'histoire de Lisa est intéressante à bien des égards. Elle démontre une nouvelle fois que nous revivons, à intervalles réguliers, nos traumatismes et que la programmation de poids résulte de la conjonction de plusieurs événements dont certains datent d'avant notre naissance.

Elle souligne également que nos peurs passées sont capables de nous parer de lunettes déformantes. Le bijoutier incarcéré n'était en fait pas celui que connaissait Lisa. Mais, vivant depuis quinze ans dans la culpabilité et sous la menace d'une punition, elle fit inconsciemment resurgir la peur de le rencontrer un jour et d'être reconnue. Elle se cacha donc dans sa graisse. L'imaginaire peut être plus fort que la réalité. Lisa ne fut même pas capable de demander le nom du détenu pour vérifier son identité et encore moins d'envisager une seconde que ce menu larcin, vieux de quinze ans, pouvait avoir été pardonné ou oublié.

En me consultant, Lisa voulait sortir de sa prison morale. Il lui fallut revenir sur ses peurs et sur l'internement de sa grand-mère. Après investigation, il est apparu qu'une histoire d'argent avait divisé toute la famille et causé la folie de sa grand-mère. Les secrets de famille pèsent toujours lourd. À 42 ans (notez : 7 fois 6), Lisa avait retrouvé une taille normale et s'était engagée sur une autre voie professionnelle.

Peu importe le nombre des années écoulées, nous restons figés au moment de nos premières grandes blessures affectives. C'est un peu comme si nous nous étions fossilisés, nous interdisant par là même de profiter de la vie qui passe, de voguer avec sérénité sur les flots de notre histoire. Seul un travail thérapeutique permet de remettre le temps en marche, de ne plus répéter indéfiniment le même scénario. Ne vaut-il pas mieux voir plusieurs films plutôt que le même en boucle ? Pour cela, il faut apprendre à changer de salle de cinéma, c'est-à-dire décider de sortir du chemin tout tracé. Il faut vouloir porter un regard neuf et objectif sur son comportement, interroger sa propre vie, mais aussi celle de ses ancêtres, pour perdre ce poids en trop.

3

La psychogénéalogie : comprendre d'où nous venons

La psychogénéalogie est une technique thérapeutique mettant en parallèle notre vie – de notre conception jusqu'à aujourd'hui – et celle de nos aïeux. L'analyse de notre vécu réel ou émotionnel à la lumière du passé de nos parents, grands-parents, arrière-grands-parents et plus si possible permet l'émergence de schémas familiaux. Il nous est alors donné de prendre conscience du but que nous assigne notre inconscient familial (dit « projet de vie »), ainsi que de la raison inconsciente pour laquelle nos parents nous ont conçus (appelée « sens de vie »). La contradiction possible entre ces injonctions familiales et notre identité propre peut générer un grand stress pouvant conduire à la maladie, aux échecs professionnels ou conjugaux ou au recours à la nourriture.

Pour mettre au jour les causes profondes des prises de poids, la psychogénéalogie est un outil très efficace. Car, même si le déclencheur se trouve dans notre vie présente, les programmations proviennent toujours des générations précédentes. Nous ne sommes que la suite logique de ce qui a précédé.

Un maillon de la chaîne

Vous comme moi sommes des représentants de l'espèce humaine. À ce titre, nous sommes soumis à la *loi d'évolution fonctionnelle.* Tout au long des millénaires, nos ancêtres de la préhistoire puis de l'histoire ont dû s'adapter à leur environnement, surmonter les difficultés, évoluer pour survivre, puis pour mieux vivre. Notre physique s'est ainsi modifié au cours du temps, tout comme nos aptitudes, notre mode de vie et nos aspirations. Aujourd'hui encore, nous sommes en perpétuelle évolution. Les scientifiques nous prédisent un visage plus long que large car la taille de notre mâchoire diminue inexorablement, faute d'avoir à mordre ou à mastiquer des aliments durs sous la dent ! Depuis la nuit des temps, évoluer a constitué et constitue toujours un impératif pour perpétuer l'espèce humaine, pour la rendre plus résistante aux différents types de stress. Pour assurer cette évolution, nous sommes dotés d'un double capital mémoire : dans notre cerveau loge la mémoire de notre vie présente, tandis que la mémoire ancestrale se niche dans nos cellules. *Nous portons ainsi en nous, de façon inconsciente, la mémoire de toute l'humanité, mais, de manière plus prégnante, celle de nos ancêtres directs.* Ces derniers nous ont légué leurs attributs physiques, mais également leur patrimoine émotionnel : avec leurs succès et leurs échecs, leurs joies et leurs peines, leurs peurs, leurs regrets, leurs blessures, leurs secrets, leurs drames. Inconsciemment, il nous est demandé de réparer, de guérir, de réussir. Mais quoi exactement ? C'est ce que la psychogénéalogie nous permet de découvrir.

Dites-vous bien que ce n'est pas par volonté ou excès de loyauté que nous suivons le chemin de nos ascendants, mais par ignorance de ce qui oriente nos choix. Prendre conscience de son héritage familial permet de faire le tri entre ce qui nous appartient en propre et ce qui émane de nos ancêtres. C'est un peu comme si vous aviez aménagé votre maison en fonction des meubles et objets hérités de votre famille. Avez-vous acheté cette lampe parce que vous l'aimiez ou seulement pour éviter qu'elle ne dépareille avec le bureau que votre grand-père vous a légué ? Êtes-vous sûr de vouloir vous asseoir tous les soirs sur la méridienne de tante Marie et boire dans les verres en cristal de votre arrière-grand-mère ? Peut-être avez-vous une âme plus bohème qui se contenterait d'un simple canapé et de verres à moutarde ? Se délester d'une partie de l'héritage, se réapproprier sa vie, la remodeler en fonction de ses envies personnelles, voilà l'enjeu de la psychogénéalogie.

Dès que nous comprenons pleinement sur quel plan et dans quelle mesure une programmation résonne dans notre propre histoire, nous sommes, alors, à même de choisir. Choisir de la laisser s'accomplir en toute connaissance de cause ou de s'y soustraire si elle représente pour nous un frein à notre réalisation.

Quel obstacle vous empêche aujourd'hui d'être heureux ? Non, ce n'est pas votre surpoids ; il n'est que le symptôme de votre mal-être. En connaissez-vous la cause sous-jacente ? Nous avons vu que la technique des cycles biologiques mémorisés de Marc Fréchet permet, dans certains cas, de déterminer quels événements de votre vie ont déclenché la prise de poids ; la psychogénéalogie, quant à elle, en donne les causes premières. C'est effectivement dans les générations précédentes qu'il faut chercher le ou les obstacles à notre bien-être, le pourquoi de notre surpoids. N'oublions pas, nous sommes le fruit d'une histoire familiale que nous perpétuons souvent à notre insu. Les événements qui se répètent, sous une forme ou sous une autre, sont le signe que nous en sommes prisonniers. Étudier son arbre généalogique offre l'opportunité de découvrir quels lois ou interdits gouvernent sa lignée (ils ne sont pas identiques dans toutes les familles). Et de le faire dans un état émotionnel beaucoup plus paisible que dans une psychothérapie classique. Il est, en effet, toujours plus aisé de parler d'ancêtres qu'on n'a peu ou pas connus que de ses propres parents ou de soi. En quelque sorte, la psychogénéalogie dépassionne l'analyse. Elle estompe deux sentiments très fréquents chez les personnes en surpoids : la culpabilité et la solitude. Le patient prend conscience qu'il n'est ni responsable de ses actes, dictés en partie par ses ascendants, ni seul puisqu'il se voit faire partie d'un arbre. En plus, la psychogénéalogie donne du sens à sa vie.

À l'ombre de son arbre

Pour poser l'arbre généalogique de mes patients, j'utilise un grand paper-board. Je note tous les renseignements (prénoms, noms, dates de naissance, mariages, divorces, accidents, maladies et décès, métiers, lieux de vie, particularités, etc.) que mon patient a pu récolter sur les différents membres de sa famille, après enquête auprès de ses proches toujours vivants. Je demande toujours qu'il ou elle me restitue ces informations d'abord de mémoire, puis ensuite en consultant ses notes. De cette manière, je sais ce qu'il a retenu, mais aussi ce qu'il a oublié. C'est très riche d'enseignement. Puis, je pars à la recherche des similitudes de dates, d'initiales, de prénoms, de rangs de fratrie ; je pourchasse les « coïncidences » tout autant que les dissemblances, les répétitions tout autant que les événements « hors norme ». Sachez, par exemple, que si vos parents vous ont donné le prénom de votre grand-mère, le caractère et la vie de celle-ci auront une incidence sur votre propre histoire. Chaque fois que vos parents vous appelleront, votre aïeule sera inconsciemment présente dans leur esprit et vous risquez à terme de rencontrer des problèmes identitaires ou relationnels. Peut-être vous retrouverez-vous inconsciemment dans une logique de répétitions, dans de ce qu'on appelle en psychogénéalogie le « syndrome d'anniversaire » (aux mêmes âges, vous vivez le même genre d'événements) ? Encore aujourd'hui, certaines familles se passent, par tradition, le prénom de père en fils, tel un relais. La question est alors de savoir ce qu'ils se relaient.

Ce qui est intéressant, ce ne sont pas les faits en eux-mêmes, mais ce qu'ils sous-entendent. Prenons l'exemple de la famille de José, marquée par de nombreux troubles cardiaques, autrement dit des problèmes de cœur. Assez rapidement, nous avons pu les mettre en relation avec une insatisfaction conjugale généralisée, générée par une peur constante de la trahison.

J'accorde une grande importance à toutes les petites histoires qui sont racontées de génération en génération. J'essaie toujours de savoir ce qu'elles dénotent ou ce qu'elles cachent. Vous constaterez ci-après, dans le témoignage d'Ève, qu'en ne tombant pas dans l'oubli les anecdotes signent leur importance.

Je me penche aussi sur les objets qui sont légués car ils résument symboliquement un élément majeur de la vie des ascendants. Le cas d'Albert le montre parfaitement. Pour tout héritage familial, Albert reçut deux articles de voyage : la malle avec laquelle son arrière-grand-mère juive était arrivée en France après avoir été expulsée d'Égypte et la valisette dans laquelle son arrière-grand-père maternel mettait son nécessaire quand il quittait la Bretagne pour pêcher à Terre-Neuve la morue. Dans les deux cas, voyager était une question de survie. Partir relevait d'une contrainte religieuse (les juifs durent s'expatrier à de nombreuses reprises sous peine de conversion ou de mort) ou financière (la pêche au large était souvent le seul moyen en Bretagne de subvenir aux besoins vitaux de la famille). Peu de temps après ces legs, Albert devint un voyageur itinérant comme ses aïeux. Contraint d'assurer le train de vie familial, il partit travailler à Paris et là où ses missions de conseil l'emmenaient, loin de sa famille domiciliée à Aix.

Le travail en psychogénéalogie est un véritable travail d'enquête. Il faut d'abord réunir le maximum d'informations pour voir émerger un fil conducteur. Au thérapeute de le détendre, comme on tire sur le bout de ficelle qui dépasse d'une pelote de laine. Les réactions du patient, de nature verbale, physique ou émotionnelle, témoignent qu'on tient le bon bout. L'histoire se dénoue et apparaît dans toute sa clarté. Même si la psychogénéalogie s'apparente à un jeu de pistes, il n'y en a toujours qu'une seule qui mène au but.

Certains arbres sont plus difficiles ou plus longs à analyser que d'autres, notamment ceux qui recèlent des mensonges ou des secrets. Mais on s'aperçoit toujours à un moment que quelque chose « cloche ». L'arbre, en quelque sorte, ne tient pas debout. Il faut alors pister les incohérences. Elles révèlent souvent chez les patients soit une souffrance telle qu'ils détournent la vérité pour ne pas remuer le couteau dans la plaie, soit une ignorance de certains faits, ce qu'on appelle « les secrets de famille » (naissance d'un enfant naturel, maladie honteuse...).

Et si on ne sait rien de ses ascendants ?

Que les enfants nés sous X, adoptés ou orphelins et les adultes fâchés avec leur famille se rassurent ! Même s'ils ne connaissent pas leur passé familial, ils peuvent néanmoins perdre du poids. En partant du comportement présent, il est tout à fait possible d'émettre des postulats sur ce qui a été vécu plus haut. Seulement, ces personnes n'auront pas l'opportunité de voir dans leur arbre leur propre fonctionnement. Elles devront alors s'en remettre au thérapeute, lui faire confiance, accorder du crédit à ses déductions, au moins jusqu'à ce qu'adviennent les premiers résultats concrets.

Le témoignage d'Ève

Je laisse à Ève le soin de vous raconter les tenants et aboutissants de sa psychogénéalogie. Cela vous donnera une idée de la manière dont le travail s'effectue et avec quels résultats.

« Je suis venue consulter Évelyne Gambino parce que je jugeais que mon surpoids était une entrave à ma réalisation personnelle. Je pressentais que pour aller de l'avant dans ma vie il fallait me délester non seulement de mes 20 kilos de trop, mais surtout de la cause de ma prise de poids régulière. Après dix ans de psychanalyse, j'avais compris que l'omniprésence d'une mère malheureuse et l'absence d'un père démissionnaire avaient un lien direct avec mon hyperphagie, sans pour autant que cela m'ait permis de perdre du poids. Malgré mes doutes vis-à-vis de la psychogénéalogie, j'ai joué le jeu, j'ai enquêté auprès de mes parents, oncles et tantes. À la fin des premières séances, je me sentais « écrasée » par le poids familial. Je trouvais que le présent était déjà assez lourd à porter comme ça, sans qu'on soit en plus obligé de supporter les ratés de nos ancêtres. J'avais l'impression de courber l'échine tellement ils pesaient sur mon dos. Je voulais pouvoir choisir ma vie librement et non pas être leur marionnette ! J'étais en pleine rébellion... En fait, je n'avais pas compris que mon présent n'était que le reflet du passé de mes aïeux, particulièrement de mon arrière-grand-mère Eugènie. Parmi des centaines de faits concrets, j'ai raconté une anecdote la concernant, le genre d'histoire qu'on se passe de génération en génération, sans y prêter attention... à moins d'être psychogénéalogiste bien sûr ! Cette histoire s'est avérée la clé de mon poids. Elle rapportait l'éviction, par une Eugènie tout en panache, de son promis, le marquis de B. “Monsieur, on ne vous reçoit plus !” lui avait-elle lancé lorsqu'elle avait appris qu'il avait une maîtresse. Tous les descendants, moi y compris, continuaient à s'enorgueillir que la fille de tailleur ait su remettre à sa place l'aristocrate. Le chagrin d'être trompée, de voir son mariage annulé, n'était jamais évoqué. Seuls transparaissaient dans cette histoire l'orgueil d'Eugènie, son amour-propre, son intransigeance. Mais j'ai appris depuis que trop insister sur un fait peut constituer un moyen de taire la vérité. Cette réaction d'orgueil bafoué cachait, en effet, une profonde blessure. Sinon pourquoi Eugènie aurait-elle conservé sa robe de mariage jusqu'à la fin de ses jours ? Peut-être a-t-elle réécrit son histoire pour cacher sa peine ? Peut-être le marquis s'était-il déjà engagé officiellement ailleurs, vraisemblablement vis-à-vis de la riche héritière américaine qu'il a, par la suite, épousée ? Ce qui est sûr, c'est qu'Eugènie a dû se sentir trahie, bernée, négligée, délaissée. Alors, de sa vie, elle a banni l'amour. Seuls sont restés en mémoire les gestes tendres que son mari AAlphonseuguste avait pour elle. Dans l'autre sens, rien. À défaut de pouvoir investir la sphère sentimentale, Eugènie s'est donnée entièrement à son commerce qu'elle a grandement fait fructifier. Pour prouver inconsciemment qu'elle n'avait pas besoin du marquis pour réussir ? Ou pour être aussi attrayante financièrement que sa concurrente d'outre-Atlantique ? Comme par hasard (!), je suis partie suivre des études de commerce aux États-Unis, plus précisément un MBA (prononcez m-bi-yé). “Aime billets ?” m'avait demandé Évelyne Gambino. Ce jeu de mots m'a beaucoup amusée. C'est vrai que, dans mon parcours scolaire et avec ma philosophie de vie très peu matérialiste, ces études détonnaient. Maintenant, j'ai compris : ça venait de plus haut. Ce qui était plus grave, c'est qu'Eugènie avait mis, sans le savoir, une interdiction d'amour mutuel. Alors qu'elle aimait le marquis, lui ne l'aimait pas. Alors qu'Alphonse l'aimait, elle ne l'aimait pas. De plus, elle avait insufflé dans mes veines le risque de trahison par l'homme, l'impossibilité de lui faire confiance. Et c'est vrai que dans ma vie conjugale, j'étais toujours sur le qui-vive, ne m'abandonnant jamais totalement, pensant sans cesse – et sans raison véritable – que j'allais quitter mon mari, comme si c'était le seul moyen pour que ce ne soit pas lui qui me quitte. Je vivais avec une épée de Damoclès sur la tête, alors que mon mari, lui, ne pensait pas une seconde à l'adultère ! Mon arrière-grand-mère m'avait tout simplement transmis son stress. Pas seulement à moi d'ailleurs. À ma mère et à ma sœur aussi. Ma mère avait choisi un mari volage, comme le marquis, peut-être pour trouver un moyen de le retenir ? Ma sœur s'est séparée de son compagnon, en lui reprochant sa trop grande instabilité.

L'amour n'est vraiment pas facile à installer dans notre famille, surtout que pèse aussi sur nous l'interdiction de vivre simultanément l'amour et le désir charnel. C'est parce que le marquis avait succombé aux charmes d'une autre femme que le mariage a été annulé. Alors, j'ai choisi (enfin, façon de dire !) de m'envelopper de graisse pour ne pas susciter le désir des hommes, pour ne pas me poser en rivale et ainsi ne pas faire souffrir d'autres femmes, comme Eugènie ou ma mère. Pour ne pas être la voleuse de mari, j'ai rejeté mon pouvoir de séduction et mis un mouchoir sur mes propres désirs. Au moment où j'ai compris le pourquoi du comment, j'ai ressenti un grand apaisement. C'était comme si une tension lâchait, comme si un poids tombait de mes épaules. Je me suis sentie pleinement moi-même, libérée de la longe qui me faisait tourner en rond, libre enfin de prendre mon chemin, le chemin de ma vie. Rapidement, j'ai perdu mon addiction à la nourriture. Je suis devenue actrice de mon alimentation que désormais je choisis non plus pour me remplir, mais pour me faire du bien. »

« Ce qui est caché revient toujours à la conscience sous forme de destin », disait Jung. L'histoire d'Ève le montre bien. Pour reprendre l'image de la pelote de laine, je dirai que chaque personne a son lot de nœuds à dénouer pour avoir la liberté de tisser sa propre toile. Ces nœuds sont les ressentis négatifs que nous ont légués nos ancêtres pour que nous les défassions. Notre surpoids est ainsi peut-être la meilleure solution que notre inconscient ait trouvé pour répondre à l'accumulation de leurs peurs, de leurs désirs ou de leurs frustrations. Si nous voulons nous débarrasser de notre poids, mieux vaut donc en comprendre les causes.

III

QUELS SONT LES CONFLITS DE POIDS QUI VOUS FONT GROSSIR ?

Lors de mes ateliers sur le poids, combien s'étonnent de se retrouver, par leur histoire personnel, si proches du vécu des autres ! J'ai ainsi pu déterminer douze raisons majeures de prise de poids, appelées « conflits de poids ».Ces raisons s'expriment différemment selon chacun, mais elles n'en restent pas moins liées à une mauvaise interprétation du langage corporel, à la nécessité de survivre, à un abandon, à un manque, à une absence de communication, à un excès de fidélité, à une volonté de manipulation, à un ego hypertrophié ou anémié, à un désir de cacher un secret, à un besoin d'appartenance, à un rejet de son identité sexuelle ou à une absence de sexualité épanouie. Aucune hiérarchie n'existe entre les conflits de poids. Aucun n'est plus lourd qu'un autre, aucun n'est plus facile à éliminer. En revanche, ils s'additionnent, comme nous le verrons au chapitre suivant.

Qu'est-ce qu'un conflit de poids ?

Un « conflit » est une contradiction que nous vivons intérieurement, une opposition entre nos aspirations individuelles et les injonctions venant de l'extérieur (familiales, religieuses, sociales etc.). D'où une lutte intérieure permanente qui engendre un stress chronique. Le surpoids permet souvent de régler plusieurs conflits en même temps et sous une forme apparement plus bénigne qu'une maladie ou une dépression. Chaque contradiction entre notre personnalité et notre conditionnement doit être résolue d'une manière ou d'une autre.

1

LES DOUZE CONFLITS DE POIDS

Parmi les douze conflits de poids que j'ai mis au jour, lequel ou lesquels vous parlent à vous personnellement ? Vous reconnaissez-vous dans l'histoire de Karine, de Marie-Claire ou de Robert ?

1 Conflit de corps : grossir par non-respect de notre organisme

Karine n'a plus le temps de s'arrêter depuis qu'elle élève seule ses deux enfants tout en occupant deux postes à mi-temps. Elle s'en sort bien, sauf lorsqu'un grain de sable vient gripper la machine. Et des grains de sable, il y en a toujours, des petits, un enfant malade par exemple, mais aussi des gros, comme l'accident de son fils aîné qui sera hospitalisé pendant cinq mois. À son stress permanent vient ainsi se greffer une terrible inquiétude pour la santé de son fils. Et à son emploi du temps déjà surchargé se rajoutent les visites quotidiennes à l'hôpital. « Pour tenir le coup, nerveusement et physiquement, j'ai commencé à manger de plus en plus souvent, raconte Karine. Plus un jour sans que je aille à la boulangerie-pâtisserie, sans que je prenne une petite douceur au distributeur du centre hospitalier, sans que j'emporte un petit encas au travail. » Et, bien sûr, elle grossit. Le problème, c'est qu'une fois son fils guéri, elle continue sur la même lancée. Son énergie, elle la puise dans les calories et non dans le repos. Et son corps semble de plus en plus friand de cette énergie qu'il utilise le jour pour ne pas succomber à la fatigue généralisée, pour continuer à avancer et, la nuit, à faire des réserves pour le lendemain. Mais, à tant manger, elle épuise encore plus son corps. Car ce n'est pas de nourriture qu'il a besoin réellement.

Enfant, Nadia a souffert d'une hépatite qui lui a occasionné, pendant des années, un écœurement face à l'œuf et aux produits laitiers ainsi qu'une fatigue générale. À l'âge adulte, elle a oublié sa maladie et sa répulsion alimentaire s'est estompée. Elle cuisine de plus en plus avec ces aliments qui autrefois la rendaient malade. Au bout de deux ou trois ans de ce nouveau régime, elle commence à noter qu'elle se lève la langue chargée et pas très en forme, mais comme le petit déjeuner efface tous ces symptômes, elle en déduit que c'est la faim qui en est la cause. Elle tire la même conclusion lorsque, dans la journée, elle sent des lourdeurs digestives qu'elle calme en mangeant. Pourtant, ce n'est pas de la nourriture que son foie réclame mais, à l'inverse, un espacement des prises alimentaires pour pouvoir un temps se reposer. Ce grignotage, salvateur sur le moment, s'avère à moyen terme destructeur : Nadia accuse rapidement une augmentation de poids et de ses troubles digestifs, sans en comprendre la cause véritable.

Combien d'entre nous savent interpréter les signaux de notre corps ? Combien reconnaissent la vraie faim de l'envie gourmande de manger ou de la pulsion alimentaire (voir chapitre 2, p. 169) ? Combien, pour étancher leur soif, mangent au lieu de boire, puisant dans une énorme quantité d'aliments le peu d'eau qu'ils contiennent au lieu de prendre un simple verre d'eau ? Combien, comme Nadia, interprètent la fatigue digestive comme un appel à la nourriture ? Combien, comme Karine, remplacent le repos par l'apport calorique ? Le conflit de corps est, en effet, très répandu. La très grande majorité de ceux qui sont en surcharge pondérale sont pris en tenaille entre, d'une part, les besoins réels de leur corps et, d'autre part, les contraintes, essentiellement familiales et professionnelles, qui les obligent à s'occuper d'autre chose que d'eux-mêmes. Les femmes sont tout particulièrement touchées par ce conflit car, généralement, elles font toujours passer leurs enfants avant elles. Et que dire des « super women » d'aujourd'hui qui, en plus de leur travail, assument – ou essaient, du moins –, en très grande partie seules l'éducation des enfants et la bonne tenue de leur maison ?

Le conflit de corps résulte également d'une incompréhension de notre fonctionnement physiologique, comme dans le cas de Nadia. Nous avons, en quelque sorte, oublié le mode d'emploi de notre corps. Nous ne savons plus l'alimenter, le reposer, l'oxygéner, le faire bouger, à bon escient. Après une journée de bureau, emplie de fatigue nerveuse, nous nous ruons sur le quignon du pain ou sur un morceau de fromage, au lieu d'évacuer physiquement notre stress en respirant quelques minutes, en prenant un bain ou en allant courir. Nous ne comprenons plus le langage de notre corps. Ces symptômes, ces maux qui sont autant de mots qu'il nous lance pour nous informer de son état, restent lettre morte. Nous les ignorons, au moins jusqu'à ce qu'ils se transforment en maladie ou en surpoids. Nous négligeons notre santé, attendant souvent le dernier moment pour nous soigner. Notre cerveau est alors dans l'obligation de chercher une énergie disponible immédiatement (la nourriture) pour compenser la perte de celle qui est due au dysfonctionnement organique (qu'il s'agisse de désordres intestinaux ou d'une baisse visuelle ; peu importe l'organe touché, c'est la durée du surstress de l'organe qui compte).

La méconnaissance de notre corps, de ses besoins et de ses signaux, le manque de considération que nous lui témoignons ainsi que le recours à la facilité – manger – pour faire le plein d'énergie nous font ainsi plonger dans le conflit de corps.

Conflit de survie : grossir pour s'armer

Nous sommes en 1958, au début de la guerre d'Algérie. Vivant dans les environs d'Alger, Robert, alors âgé de 12 ans, se voit menacé de mort à l'arme blanche par un ami algérien de la famille, qui le somme de déguerpir dans les quarante-huit heures. Ses parents décident alors de l'envoyer en France. Robert refuse de partir ; il veut combattre comme un homme. Mais l'assassinat de son oncle, partisan de l'Algérie française, arrête définitivement la décision : accompagné par sa grand-mère, Robert prend le bateau pour Marseille. À l'âge adulte, Robert est devenu obèse avec un ventre impressionnant. Sa graisse abdominale est, comme nous l'avons vu, directement liée à la menace du coup de couteau. Inconsciemment, elle lui sert à parer un autre coup, en mettant de la distance entre la lame et ses organes vitaux. De plus, son obésité le rend repoussant. Personne n'a envie de le toucher, ni ses amis ni même sa femme. Quelle chance ! Car il a horreur des contacts physiques qui sont pour lui synonymes de mort potentielle. Son surpoids le met ainsi à l'abri d'être touché, voire d'être tout simplement approché. Il lui donne aussi le sentiment d'être fort. Ne dit-on pas « faire le poids » ? Et s'il fait le poids, il pourra mieux se défendre que le jeune enfant qu'il était alors. Sa grande taille en imposera : les agresseurs éventuels se tiendront à distance ou se détourneront pour se battre contre plus faible que lui et ses parents ne décideront plus à sa place de ce qui est bon pour lui. Car le petit Robert aurait préféré rester auprès des siens, même dans un contexte de guerre, plutôt que d'affronter, seul et sans défense, un pays inconnu. Dans cette logique, à l'âge adulte, chaque attaque ou risque d'agression physique et verbale lui occasionnera des kilos supplémentaires. Un an a été nécessaire à Robert pour comprendre combien le poids avait été et était encore pour son psychisme une arme de survie.

Revenons au cas d'Antonia et de Juan qui, je vous le rappelle, quittent leur Espagne natale, faute de pouvoir subvenir aux besoins vitaux de leur famille. Avec leurs enfants en bas âge, ils entament une longue marche vers la France dans l'espoir d'y trouver du travail. La route est longue, si longue qu'Antonia a l'impression que ses jambes vont la lâcher à chaque pas. Épuisée de marcher et de porter ses enfants, elle est persuadée qu'elle n'arrivera pas au bout du voyage. Ils arrivent enfin dans un village et s'y installent. Quelques années plus tard, ils donnent naissance à Aline. Dès son plus jeune âge, ses hanches sont larges et ses cuisses volumineuses. Pourquoi l'enfant est-elle particulièrement charpentée au dessous de la taille ? Question de survie là encore. À la suite de l'expérience difficile qu'elle a vécue, sa mère l'a programmée pour être plus solide, plus résistante, au cas où une autre marche forcée se présenterait : ses grosses cuisses la supporteront plus facilement et ses fortes hanches soutiendront mieux les enfants qu'il faut porter.

L'histoire d'Aline montre que l'être humain engrange toujours les expériences passées. Face à une difficulté rencontrée, il cherche à transmettre aux générations suivantes les moyens d'y faire face avec plus de facilité.

Au même titre que les animaux, les êtres humains n'ont qu'un seul impératif : la survie. Pour survivre, chacun doit assurer sa propre sécurité en tenant éloigné tout adversaire de la zone de protection dont il s'est doté. Chaque animal marque ainsi son territoire et toute infraction entraîne une lutte à la vie, à la mort. Pour les hommes, c'est d'abord le territoire national qui fait office d'espace vital. Ce qui explique que Robert, comme tous les pieds-noirs, ait très mal vécu de devoir quitter « son pays », l'Algérie. Et ce, d'autant plus qu'il y était contraint sous la menace, par des ennemis venant de l'intérieur (son agresseur était une personne de son entourage). Cette notion de territoire se décline aussi au niveau individuel. Sa maison, son appartement, sa chambre, son bureau sont autant d'espaces où l'on doit se sentir en sécurité. Lorsqu'il y a intrusion (comme dans le cas d'un cambriolage), on se sent comme « violé ». Notre espace protégé est profané et notre intégrité physique, mise à mal. Le sentiment de danger imminent est encore plus fort quand il y a atteinte à notre corps. Car la survie de l'individu dépend de l'espèce. Face à l'urgence, notre cerveau apporte la meilleure réplique qui soit à l'instant donné, la parade la mieux adaptée à notre survie immédiate. Mais, dans le temps, elle peut s'avérer une erreur, créer des complications. Ainsi, accumuler de la masse graisseuse au niveau de la ceinture abdominale peut sembler une bonne protection contre un éventuel coup de couteau. Mais cela ne tient nullement compte des risques que provoque le surpoids en terme de santé ou sur les plans affectif et social, ou tout simplement s'il faut courir pour fuir un feu de forêt ! De plus, même si la programmation remonte à l'enfance, le poids n'est enclenché que plusieurs années après, en dehors de tout contexte du moment. En France, en l'an 2000, Robert n'a plus à craindre les dangers encourus en temps de guerre. Il n'a donc objectivement pas besoin de grossir.

Les conflits de survie liés au territoire engendrent ainsi un immense besoin de protection, surtout si le traumatisme a été vécu jeune. Ils constituent une des causes principales de surcharge pondérale, le poids étant alors conçu comme un bouclier, une armure, une arme naturelle pour faire face au péril.

Conflit d'abandon : grossir par vulnérabilité

Marie-Jo a été abandonnée tout bébé. Déposée sur les marches d'une église, elle a été placée en orphelinat duquel elle n'est sortie qu'à sa majorité pour rapidement se marier. Malgré une vie familiale réussie, elle ne s'est jamais remise de son abandon. Elle souffre profondément de ne pas connaître l'identité de ses parents et de ne pas savoir pourquoi ils n'ont pas voulu d'elle. Elle pleure souvent, ressasse son enfance malheureuse et fait régner, dans sa maison, une ambiance de tristesse et d'insécurité. L'angoisse d'être à nouveau abandonnée est sans cesse présente à son esprit. Elle redoute que son mari la quitte et que le pire arrive à ses enfants. Indirectement, elle leur inculque son angoisse, sa peur de les voir partir pour ne jamais revenir, son manque de confiance en autrui. Nul n'est fiable puisque même une mère peut abandonner son enfant. Seule la nourriture est, pour elle, source de sécurité. Toujours présente, toujours disponible, elle constitue le repère stable dont elle a tant besoin. Mais, comme l'alimentation sans amour ne nourrit pas, elle prend un poids considérable.

Tout bébé abandonné est, par nature, en danger de mort car sa mère est la condition de sa survie. À la différence des animaux qui doivent se mettre sur leurs pattes quelques minutes après leur naissance pour avoir une chance de survivre, l'enfant est, jusqu'à l'âge de 6-7 ans, totalement dépendant de sa mère. Traditionnellement, c'est elle qui est chargée de le protéger physiquement et d'assurer son alimentation (ces dernières années de « biberonnage » paternel comptant peu en comparaison des millénaires d'allaitement maternel). Si la mère est absente, un profond sentiment de vulnérabilité, d'insécurité s'installe et ce pour des années – voire pour la vie entière si un travail thérapeutique n'est pas accompli –, occasionnant une grave altération du rapport à la nourriture. Pour se sentir plus fort, l'être abandonné peut utiliser l'alimentation comme une arme de guerre, remplaçant la mère protectrice par sa propre force corporelle. S'il a été abandonné dans sa prime enfance, il peut ne pas avoir eu le temps d'établir la distinction entre le moi et le non-moi (sa mère notamment), ce qui l'amènera à mélanger l'intérieur et l'extérieur et à ingérer à tout-va. De plus, en mangeant, il se nourria inconsciemment de sa mère, tel bébé qui, en tétant, mange un peu sa maman.

À la suite d'un abandon, l'absence de contact charnel semble très traumatisant, comme tend à le prouver l'expérience dite des singes de Harlow. Dans les années 1940, on sépara des bébés singes de leur mère. La moitié d'entre eux fut nourrie par des substituts de mère en fil de fer, l'autre ne fut plus allaitée, mais leurs fausses mères étaient enveloppées de fourrure. À l'âge adulte, le premier groupe présentait des troubles relationnels et sexuels, preuve que la qualité de la relation physique à la mère prime sur la fonction purement nourricière.

À la suite d'un abandon maternel, les rapports à la vie physique, affective et émotionnelle se trouvent profondément bouleversés jusqu'à causer parfois une importante prise de poids. Le sentiment d'insécurité et de vulnérabilité qu'il provoque s'accompagne, en corollaire, d'une mésestime de soi. Car quelle autre raison y aurait-il à leur abandon sinon le fait qu'ils ne soient pas suffisamment « aimables » ? Les enfants se croient toujours responsables des actes de leurs parents... Alors, pour éviter tout nouvel abandon, il faut cacher ce mauvais côté qui a fait fuir leur mère. Par exemple, sous de la graisse, qui a l'avantage d'envelopper le corps tout entier, et de ne laisser ainsi aucune chance de poindre ce défaut qui est en eux sans qu'il sache à quoi il ressemble. Le poids agit ici comme moyen de camouflage. Toujours dans l'espoir du retour de leur mère, les sujets délaissés pensent ainsi supprimer le motif d'abandon. « Quand maman reviendra me chercher, pensent-ils, elle n'aura plus aucune raison de me laisser... »

On peut également souffrir de conflit d'abandon si on a été abandonné par son père alors qu'on était âgé de 6-7 ans ou parfois même sans avoir subi d'abandon soi-même dans son enfance. C'est le cas de Nathalie qui a vu s'envoler son promis juste avant la noce. Dans les semaines qui ont suivi la rupture, les kilos se sont accumulés à une vitesse vertigineuse : en moins d'un mois, elle avait pris 15 kilos. Elle ne les a plus jamais perdus ; elle a même continué à grossir. Pourquoi ? La réponse était à chercher dans son histoire familiale marquée, sur plusieurs générations, par des abandons. L'abandon de Nathalie a été celui de trop, celui qui a définitivement enclenché le surpoids.

N'oublions pas que les abandonnés se retrouvent isolés, sans clan, et donc potentiellement en danger de mort. C'est un ressenti qu'ils garderont toute leur vie, s'ils ne travaillent pas sur eux. Pour ne pas être de nouveau oubliés, ils prennent donc du volume. Face au vide de l'absence, ils comblent, de leur corps, l'espace laissé vacant.

Conflit de sexualité : grossir pour faire taire les désirs

Maryse est globalement heureuse en ménage. Seule ombre au tableau : une sexualité pas totalement épanouie. « Mais, qu'importe ! pense Maryse. Après tant d'années de mariage, l'amour prime sur le plaisir. » Elle se parfait dans son rôle de mère et d'épouse, et son mari en fait de même. Au fil des ans, les moments d'intimité se font de plus en plus rares… Maryse passe beaucoup de temps dans sa cuisine, préparant les desserts dont ses enfants raffolent, organisant des dîners gastronomiques pour ses nombreux amis. Elle met tant et si bien les petits plats dans les grands qu'elle s'écroule de fatigue dès que ses invités ont passé la porte. Pas question dans ces conditions d'une petite douceur sur l'oreiller... Son mari s'impatiente, rouspète, mais elle élude la question. Ce que ne veut pas avouer Maryse, c'est que le désir l'a quittée. Alors, elle mange pour compenser les gestes qu'elle ne s'autorise plus. Elle en oublie peu à peu les émois que peuvent procurer un baiser volé, un rire séducteur, une caresse aguicheuse... Lorsque son mari rentre, elle ne lui tend plus que sa joue, « pressée, dit-elle, par le dîner qui n'attend pas » ; lorsqu'il vient à sa rencontre, elle se détourne pour goûter un plat et lorsqu'il s'assoit à ses côtés sur le canapé, dans la minute qui suit, elle est debout, assaillie par un petit creux qui l'amène droit au réfrigérateur. Elle grossit et ça l'arrange bien : en cachant sa féminité derrière les kilos, elle espère éteindre le désir de son mari. Plus besoin alors de culpabiliser de ne plus pouvoir faire l'amour à celui qu'elle aime toujours. Pour comprendre la panne de sa libido, elle dut, au cours d'une consultation individuelle, se replonger dans son passé de célibataire : oui, elle avait vécu plusieurs relations sexuelles épanouissantes. Établissant la comparaison – chose qu'elle s'était interdite jusqu'alors –, elle prit conscience qu'elle n'éprouvait pas de plaisir physique avec son mari tout simplement parce qu'il ne lui en donnait pas le temps ! Le problème ne venait pas d'elle son mari étant un éjaculateur précoce. Elle prit son courage à deux mains et osa lui parler. Par amour pour elle, il décida de se soigner. Grand bien leur en fit : plus sa maîtrise sexuelle s'améliorait, plus elle mincissait, gourmande à nouveau des joies que procurent les corps-à-corps...

Thierry perd son travail. Pour pallier le manque à gagner, sa femme se voit contrainte de faire des ménages. Thierry le vit mal, déprime. Fini le temps où sa femme était à la maison, preuve de sa réussite sociale et c'est fini. Il est devenu, comme ses parents lui avaient prédit, « un bon à rien ». Cinq ans se passent et toujours pas de boulot à l'horizon. En revanche, il bricole, rend service aux voisins, boit le pastis avec les copains, drague tous les jupons des environs. Il essaie de montrer à tous, surtout à sa femme, qu'il est un homme, un vrai. Elle seule sait ce que cette attitude fanfaronne cache : il est devenu impuissant. Il cherche bien à la persuader que ce n'est qu'avec elle, mais peine perdue, elle n'en croit rien. De plus en plus, il la fuit, de peur qu'elle émette un désir qui les mettrait face à son problème. Seul demeure le face-à-face des repas. Il répète que manger est une chose sérieuse, avec laquelle on ne plaisante pas. En fait, il ne mange pas, il dévore, il se goinfre, sous prétexte que l'appétit d'un homme est plus important que celui d'une femme. En réalité, avoir la bouche constamment pleine lui permet d'éviter toute conversation. À ce rythme, il devient vite énorme. C'est la femme de Thierry qui est d'abord venu me consulter pour mettre fin à cette spirale de l'échec, puis ce fut lui.

Dans le conflit de sexualité, la bonne chère remplace les plaisirs ou les désirs de la chair. À défaut de plénitude sexuelle, on se tourne vers la plénitude digestive, si facilement atteignable.

Notre sexualité est à l'image de ce que nous sommes et de notre relation aux autres. Ainsi, la satisfaction sexuelle dépend, en premier lieu, de l'équilibre du couple et de son bonheur à être ensemble, mais aussi de la capacité de chacun à assumer son rôle. Sans climat de confiance et de sécurité que seule une connaissance de soi-même et de l'autre peut apporter, impossible de s'abandonner à l'autre, point de relation sexuelle épanouie. Le savoir-faire en la matière ne joue que de façon secondaire.

Chez l'homme comme chez la femme, la sexualité participe à l'élaboration de l'identité personnelle, structure la personnalité. Elle s'exprime, dans l'oralité, dès la petite enfance. Freud a décrit, dans *Trois Essais sur la théorie de la sexualité*, les premiers émois du bébé : « Lorsqu'on voit un enfant rassasié quitter le sein en se laissant choir en arrière et s'endormir, les joues rouges, avec un sourire bienheureux, on ne peut manquer de se dire que cette image reste le prototype de l'expression de la satisfaction sexuelle dans l'existence ultérieure. »

Un attachement œdipien non résolu, une phobie sexuelle, l'angoisse de performance, de fortes tensions professionnelles, une mésentente conjugale, une chasteté prolongée, la routine, l'adultère ou l'interdiction d'adultère, etc. peuvent faire émerger des rancunes, des douleurs, une dépression, autant de causes à une sexualité déficiente ou oppressante. On n'accède plus au désir, au plaisir ou aux deux car la priorité est de survivre à son stress : on est dans la survie, pas dans le plaisir.

L'absence de désir ou de plaisir peut être le résultat d'une éducation castratrice. Si vous avez vécu dans une famille qui dénigrait ou interdisait la sexualité, vous avez des chances d'avoir bloqué votre imaginaire érotique et développé un sentiment de culpabilité ou de rejet vis-à-vis de vos pulsions sexuelles. Grandir dans une famille où l'on ne se touche pas peut entraîner une méconnaissance voire une non-acceptation de son image corporelle, avec les incidences que l'on peut imaginer lorsqu'il s'agit de laisser parler son corps. À l'inverse, si, enfant, vous avez subi des attouchements ou un inceste, votre sexualité en sera également bouleversée.

Toute relation sexuelle ou affective non satisfaisante peut éteindre le désir ou le plaisir. On connaît ainsi l'importance de la première expérience sexuelle, mais aussi les conséquences sexuellement néfastes d'échecs sentimentaux à répétition, d'une mésentente conjugale ou d'un trop grand déséquilibre entre les « besoins » de l'homme et de la femme.

La venue d'un enfant peut également, temporairement ou définitivement, freiner la libido. La femme, tout occupée à son nouveau rôle de mère, peut négliger son époux qui en tirera frustrations et rancœurs. Car elle a choisi un père et non un homme.

Souvent, un problème sexuel s'avère la cause de la prise de poids. Les énergies primaires dites animales ne pouvant s'exprimer dans la sexualité, elles se manifestent dans une alimentation débridée, débordante. Plus on ferme le robinet d'un côté, plus il coule de l'autre. À défaut de se délecter des plaisirs de la chair, on se perd dans ceux de la bonne chère.

Conflit d'appartenance : grossir pour être des leurs

Jérôme est supérieurement intelligent. Il lit tous les livres qui lui tombent sous la main, s'intéresse à tout, cherche à comprendre le monde, tandis que ses parents et ses frères passent leur temps libre vautrés sur le canapé, devant des émissions de télé. Jérôme sent bien que, dans sa famille, il commence à « faire tache », comme dit son grand frère. Dur de se sentir à part, de ne pas pouvoir partager ses centres d'intérêt, d'être plus brillant que ses aînés, d'être regardé comme un extraterrestre. Alors, pour ressembler aux autres membres de sa famille, pour éliminer la différence, Jérôme va se mettre à grossir. Ainsi, auront-ils en commun cette ressemblance physique : il sera gros comme eux.

Pour un enfant, le sentiment d'appartenance familiale est vital car il y puise son sentiment de sécurité. En lui donnant des directions, des repères et en lui signifiant les interdits, les parents donnent un cadre dans les limites duquel l'enfant grandit en toute sûreté. À l'intérieur de sa famille – si elle est aimante –, il peut évoluer en toute tranquillité. Et, petit à petit, il apprend à s'en détacher, avec d'autant plus de facilité qu'il sait qu'il peut y revenir quand le besoin s'en fait sentir, qu'il y aura toujours sa place. C'est l'attachement de l'individu au clan et du clan à l'individu qui lui permet d'affronter ses peurs de l'inconnu et de partir explorer le monde. Si l'appartenance s'avère insuffisante, l'enfant devenu adulte gardera un fort besoin de sa famille, n'arrivera pas à couper le cordon. Si, en revanche, l'appartenance est trop pesante voire étouffante ou douteuse, l'enfant n'éprouvera pas de désir d'autonomie, il n'arrivera pas à prendre son envol. Ses relations avec ses proches seront soit dans l'excès d'attachement, soit dans la rebellion, la provocation ou les reproches. Il ne vivra que par sa famille et pour sa famille, quitte à sacrifier sa vie personnelle. Dans les deux cas, ils pourront grossir pour être un élément du tout.

Conflit de manque : grossir pour faire des réserves

Souvenez-vous de Jean-Luc dont je vous ai raconté l'histoire au premier chapitre (voir p. 22). Il avait grandi dans une famille très pauvre et, même après avoir acquis une bonne situation professionnelle, il continuait à compter chaque sou, comme s'il en manquait. Pour se rassurer, il se baladait avec des dizaines de pièces dans les poches ainsi qu'une liasse de billets de 5 euros, ce qui lui donnait inconsciemment le sentiment d'être riche. Il n'avait pas d'amis et encore moins de petite amie pour éviter de devoir les inviter. Et il mangeait sans fin et sans faim. Toujours dans la peur de manquer, il accumulait, stockait, faisait des réserves. « Tout ce qui est pris n'est plus à prendre », se disait-il au plus profond de lui. « Ainsi, je pourrai tenir plus longtemps, si la nourriture vient à manquer. » Son compte en banque étant en permanence largement créditeur, la disette ne vint jamais, mais lui devint gros, très gros.

A contrario, Ghislaine est née une cuillère d'argent dans la bouche. Mais la ruine de ses parents a tout changé. Elle s'est vue contrainte de travailler et de revoir sérieusement à la baisse le train de vie auquel elle était habituée. Se sentant en permanence en manque de cette vie dorée, elle est aujourd'hui incapable de voir ce qu'elle reçoit de la vie, pense que tout lui est dû et n'offre jamais rien. « Tu sais, j'ai tout juste de quoi vivre », dit-elle à tout son entourage, bien que son salaire soit plus que confortable. Ghislaine, princesse durant toute son enfance, est en manque des plaisirs d'antan, de la vie d'alors, des rallyes et autres fêtes fastueuses. Avec la ruine familiale, elle a tout perdu, surtout ses prétendants qui lui ont tourné le dos. Elle se désole de n'avoir pu épouser Amaury, un homme qu'elle fréquentait avant d'être désargentée. À ses côtés, elle aurait pu continuer cette vie privilégiée à laquelle elle était si habituée. Ghislaine ne regarde que ses manques ; alors elle fait des réserves notamment lorsqu'elle rencontre une personne plus aisée, ou issue d'une catégorie sociale plus élevée que la sienne. Elle poursuit, dans le physique, l'expansion sociale que lui promettaient son éducation et le projet d'un bon mariage.

Le manque de nourriture, d'argent, mais aussi d'amour peut mener à l'obésité. Souvenez-vous de Jeannine qui a perdu sa mère d'un cancer, alors qu'elle n'avait que 10 ans. Un an plus tard, son père se remarie et l'envoie en pension. Elle est alors totalement privée d'affection. Plus de maman pour faire de câlin et un papa qui ne prête attention qu'à sa nouvelle femme. Jeannine ne reçoit pas l'amour dont elle a tant besoin. Son vide affectif s'agrandit et, à partir de 20 ans, elle enclenche des prises de poids régulières pour le combler.

Geneviève, comme tous les enfants, aspirait à l'harmonie familiale. Mais, dans sa famille, chacun vaquait à ses occupations dans son coin. Ils ne semblaient pas être 4, mais 1+1+1+1. Les individualités ne constituaient pas un tout. Sauf au moment des repas. Les déjeuners et dîners étaient les seuls moments de rencontre, d'échange, de partage. Tous autour de la table, Geneviève appréciait ce cercle qu'ils formaient, ce sentiment d'ensemble que cela lui procurait. Et, à chaque bouchée, elle avalait non seulement la nourriture, mais aussi la joie d'une famille réunie. Elle se remplissait inconsciemment de cette union familiale qui lui manquait tant. C'est pourquoi elle mangeait tant et avec tant de plaisir.

Le manque est le défaut de satisfaction d'un désir qui, à force de ne pas être comblé, nous semble être devenu un besoin vital pour notre équilibre psychique. Notre esprit, déstabilisé par ce manque, cherche un palliatif capable d'offrir un soulagement, un apaisement de la tension que crée ce manque. Ainsi dans le conflit de manque se produit un véritable transfert du manque d'amour, d'argent ou autre sur la nourriture. En incorporant des aliments, on tente de combler un vide, de mettre à l'intérieur de soi ce qui a fait défaut. De plus, on souhaite le conserver en soi ; alors on accumule, on stocke. Du manque naît la dépendance à la solution de rechange : la nourriture.

Conflit de féminité/masculinité : grossir pour se châtrer

Chaque sexe a son conflit : le conflit de féminité pour les femmes, le conflit de masculinité pour les hommes. Lisez celui qui vous concerne.

Conflit de féminité

Les parents de Claude attendaient un fils. Mais c'est une fille qui est née. Alors, inconsciemment, comme pour réparer cette erreur, ils lui ont donné un prénom androgyne, l'ont habillée de pantalons courts et ne lui ont jamais offert de poupée. Claude a donc grandi comme un garçon, grimpant aux arbres, jouant au football, préférant la bagarre plutôt que de jouer à la maîtresse. Mais, à l'adolescence, son corps commence à prendre des formes féminines. Claude se retrouve avec des seins qui poussent, une taille qui s'affine, un bassin qui s'élargit. Comment ne pas décevoir ses parents sinon en cachant ces attributs féminins sous des vêtements larges, puis sous des couches de graisse ? En devenant obèse, Claude met sa féminité au placard, répondant ainsi aux attentes de ses parents.

« Ta jupe est trop courte, on voit tes jambes. Tu sais à quoi tu ressembles ? Va donc t'habiller correctement ! » Combien de fois Sylvie a-t-elle entendu cette phrase couperet ? Dès qu'elle tentait de se faire belle, de se rendre séduisante, ses parents la renvoyaient dans sa chambre se changer. Impossible de mettre en valeur ses longues jambes ou de porter des tenues moulantes et encore moins de montrer son nombril comme toutes les autres filles. À force d'être systématiquement brimée dans sa féminité, Sylvie se soumet à l'injonction familiale ; elle rend les armes en grossissant. Ses parents ont gagné : elle ne sera pas belle, mais au moins elle aura la paix. Mais à quel prix ! Alors qu'à l'adolescence s'éveillent tous les sens, les siens seront enfouis sous la graisse. Il n'est plus alors question de séduire un quelconque garçon. Avec ses kilos en trop, elle deviendra la « bonne copine », jamais la « petite copine »...

Le conflit de féminité place les jeunes femmes devant l'interdiction parentale, consciente ou inconsciente, d'être une femme. Leur identité féminine se trouve bafouée, niée ou combattue. Impossible de se mettre en valeur, de se maquiller, de porter des bijoux ou des vêtements seyants ou sexys... L'interdit de féminité émane d'un père macho et autoritaire – pour qui les femmes se rangent dans deux catégories : vierge ou putain –, ou possessif – celui qui veut garder sa fille rien que pour lui –, ou alors d'une mère qui considère sa propre fille comme une rivale – dans le style de la belle-mère de Blanche-Neige –, ou encore de l'un ou des deux parents déçu(s) de ne pas avoir eu un garçon. Pour respecter l'interdit de féminité, grossir devient une solution. À terme, cette image négative du corps et du plaisir féminins peut conduire à un sentiment de salissure, à une perte d'identité et même empêcher tout orgasme vaginal.

Le conflit de féminité peut également être la conséquence d'un rapport difficile aux hommes. C'est le cas pour Christiane et de Jacqueline. Jolie et intelligente, Christiane plaît aux garçons. Son pouvoir de séduction la ravit, mais lui fait peur également. Elle, qui n'a pas appris à dire non, se trouve embarrassée chaque fois qu'un jeune homme lui fait des avances. Elle n'ose pas toujours décliner les offres galantes. Son « sex appeal » porte également tort à sa sœur car, involontairement, elle détourne les garçons dont cette dernière tombe amoureuse. Sa féminité devenant de plus en plus pesante, inconsciemment, Christiane décide de s'en défaire : en grossissant, il est certain qu'elle sera moins attrayante. Et ça tombe bien car son surpoids l'empêchera de faire partie des « jeunes et jolies femmes », de celles-là mêmes qui tournaient autour de son père et qui causaient tant de souffrance à sa mère. Contre sa jeunesse, elle ne peut rien, mais elle peut agir sur sa beauté. Enlaidie par son poids, elle ne pourra plus faire de mal à sa mère ou à sa sœur, ni à aucune autre femme.

Jacqueline est violée à l'âge de 20 ans. Elle s'en remet d'autant plus difficilement qu'à cette époque les femmes étaient jugées responsables des agressions sexuelles (« elle a dû l'aguicher » pensait-on alors) et que le viol était vécu comme une honte par la victime et sa famille. « Pour ne pas me retrouver dans la même situation, il faut tout faire pour que les hommes n'aient plus envie de moi », pense Jacqueline sans le savoir. Le surpoids, une fois encore, est une solution parfaite car non seulement il est censé inhiber les désirs d'éventuels violeurs mais, en plus, il lui permettra, en cas d'attaque, de mieux se défendre, de faire le « poids ».

Dans le conflit de féminité, les femmes développent une image négative des hommes sur lesquels elles renvoient la faute : « ils ne s'intéressent qu'au physique », « ils ne me donnent pas ce dont j'ai besoin », « ils sont incapables de me faire jouir ». Ces femmes connaissent rarement d'orgasme vaginal ; le plus souvent, elles ne sont sensibles qu'à la stimulation clitoridienne. L'interdiction de féminité peut même aller jusqu'à les amener à préférer inconsciemment la césarienne à un accouchement par voies naturelles.

La surcharge pondérale peut répondre au besoin de nier sa féminité et d'enfouir ses ressentis. Avec, pour conséquence, la perte d'une partie essentielle de son identité.

Conflit de masculinité

Le père de Gérard est un homme brutal et méchant. Il maltraite verbalement et parfois physiquement son épouse. Gérard assiste aux scènes de ménage avec effroi. Il déteste ce père qui fait du mal à sa maman. Pour rien au monde il ne voudrait lui ressembler. À l'âge adulte, Gérard est devenu obèse. Ainsi, il paraît inoffensif. Sa bonhomie lui permet d'être considéré comme un gentil. Ne l'appelle-t-on pas « mon gros nounours » ? Ce qui le ravit intérieurement car il veut être aux antipodes de la personnalité de son père.

Dans la famille de Laurent, on mangeait en regardant la télé. Plus précisément les informations de 20 heures. Laurent se souvient d'avoir été terrorisé par ces nombreuses images de guerre ou de violence qu'il était obligé de voir. Elles lui coupaient bien souvent l'appétit. Mais jamais elles ne semblaient déranger son père. Il se rappelle qu'une fois il a assisté, par écran interposé, à l'assassinat par un militaire d'une femme portant un enfant dans ses bras. Choqué, il s'est juré intérieurement de ne jamais, au grand jamais, ressembler à cet homme viril, de ne jamais verser dans la violence. Dès lors, il n'a plus regardé que son assiette, avalant toujours plus pour ne pas avoir à lever les yeux vers le poste de télé. À l'âge adulte, Laurent frôle l'obésité. Ainsi, jamais, il ne deviendra ce militaire dont le souvenir est si tenace ; jamais, il ne fera de mal à des êtres inoffensifs.

Jean vit avec sa mère, ses deux tantes et la fille de 6 ans de l'une d'entre elles. Dans ce gynécée, l'image de l'homme est sans cesse bafouée. Et pour cause : son grand-père a abandonné ses trois filles en bas âge, son oncle a fait de même avec sa cousine, et sa mère a divorcé alors qu'il n'avait que 3 ans. Alors, à chacune de ses bêtises ou à chacun de ses manquements, il s'entend dire, d'un ton méprisant : « Tu es bien un homme, toi ! » ou encore : « Normal, tu ressembles à ton père ! » Au fil de ces réflexions désobligeantes, Jean intègre l'image négative de l'homme. Comme dans l'histoire familiale, les hommes font toujours du mal aux femmes, Jean va tenter de faire oublier sa masculinité. Au lieu de partir jouer au foot avec ses copains, il reste à la maison pour aider aux tâches ménagères. Il réfrène sa spontanéité, son besoin de bouger, ses désirs, pour se fondre dans le féminin dominant. Et il grossit pour faire oublier qu'il est un homme.

Dans le conflit de masculinité, l'homme se trouve coincé entre l'image sociale ou familiale négative de l'homme et sa propre identité masculine. Pour se construire, un enfant doit s'identifier au parent ou au groupe du même sexe. Si le père est jugé négativement par son fils, le modèle explose avec une forte perte de repères. « Si être un homme, c'est être une brute comme mon père, alors plutôt mettre à bas ma masculinité ! » pensent inconsciemment Gérard et Jean. Et, au lieu de devenir des hommes, ils deviennent des gros. Ainsi, ils évitent les relations amoureuses dans lesquelles ils se verraient contraints de se positionner comme un homme face à une femme. Car, au fond d'eux-mêmes, Gérard et Jean redoutent de ressembler à leur père, de reproduire le schéma familial et de constater que, comme leurs pères, ils maltraitent leur femme. Le refus d'identification est un trouble de la conscience de soi qui conduit à une perte d'une partie de l'identité profonde. Toute spontanéité, toute velléité d'autonomie sont alors inhibées et certains comportements typiquement masculins, autoprohibés. Le sujet est obligé de se maintenir dans un état de vigilance et de tension très élevé pour ne pas laisser libre cours à sa personnalité. S'ensuit parfois un dédoublement de la personnalité pour ne pas risquer d'adhérer à l'identité rejetée par soi ou par ses proches. Les hommes subissant un conflit de masculinité déplacent sur la nourriture leurs désirs et instincts masculins. Mais n'oubliez pas qu'il y a un côté féminin en chaque homme et que, en chaque femme, une part masculine sommeille. Les deux énergies doivent être en équilibre, sinon, nous tombons dans l'excès. En quoi votre côté opposé vous est-il interdit ?

Conflit de non-communication : grossir pour être vu

Mariée depuis douze ans, Myriam cherche désespérément un moyen de communiquer avec son mari. Mais lui l'ignore ou l'insulte violemment. Face à son silence ou à sa méchanceté, Myriam dépérit à petit feu. Elle est loin, bien loin la Myriam qui était gaie comme un pinson et qui, de retour du travail, racontait sa journée à son mari. Devenue femme au foyer pour prendre soin de lui et de sa maison, elle souffre désormais de solitude et prend quelques kilos par an. Quand un événement lui rappelle qu'elle est devenue invisible aux yeux de son époux, dans les jours qui suivent, elle compte 2 kilos de plus. Elle culpabilise, perd pied, va jusqu'à donner raison à son mari de la maltraiter : « Je suis tellement moche et nulle… » Elle devient obsédée par son surpoids, croyant qu'il est la cause de tous ses maux alors qu'ils n'en est que le résultat. Alternant phases de régime et de boulimie, elle devient énorme, perd tout goût à la vie et peu à peu s'immobilise dans l'attente d'une solution pour que son mari la regarde et la reconnaisse enfin, pour sortir de son manque affectif et de sa solitude physique. La solution résidera dans sa décision d'entreprendre un travail personnel. Au cours des ateliers, Myriam apprendra à sortir de sa dépendance conjugale, à comprendre sa valeur, à exister en dehors de son mari et même à mener, sans culpabilité, une vie sentimentale et sexuelle épanouissante en dehors du mariage. Petit à petit, elle retrouvera sa bonne humeur légendaire et le plaisir de vivre. Et constatera que ses kilos ont fondu comme neige au soleil.

Le cas de Myriam est très clair : ses prises de poids sont de véritables appels au secours lancés à son mari. En grossissant, elle lui demande inconsciemment de la regarder, de la prendre en considération, de l'aimer. « Si tu ne me vois pas, alors je grossis un peu plus ; ainsi, tu me verras mieux », semble dire Myriam. Pour notre inconscient, prendre du poids est une bonne solution au problème de solitude : quoi de mieux que d'envahir le champ visuel de l'autre pour s'assurer qu'il nous voit ? REGARDE-MOI est donc une programmation de surpoids. Le conflit de non-communication touche femmes et hommes, célibataires ou mariés, souffrant d'un manque affectif ou de solitude physique. Il peut aussi concerner les adolescents et les enfants.

Conflit d'invisibilité : grossir pour leurrer ou se leurrer

Eugène a 6 ans. Sur le quai de la gare, sa mère lui fait promettre de ne pas bouger, de rester là à l'attendre car elle va revenir bientôt. Seul au milieu des adultes qui l'entourent et le bousculent, Eugène a peur : il se sent petit et faible. Ce sentiment s'amplifie quand, après plusieurs minutes, il ne voit pas revenir sa maman. Il se dit qu'elle n'arrive pas à le retrouver parce qu'il est trop petit, invisible parmi tous ces grands. En fait, elle vient de l'abandonner. Et il ne la reverra jamais. C'est son père, averti par la police, qui viendra le chercher. Eugène ne veut pas partir, il veut rester là, à attendre sa mère. Cet abandon maternel, Eugène le portera toute sa vie. Même à l'âge adulte, il est toujours inconsciemment dans la gare en train d'attendre sa mère, croyant encore que celle-ci l'a perdu et non laissé volontairement. Pour lutter contre son sentiment d'invisibilité, son inconscient imagine le plus simple moyen d'être vu : grossir. Sans en avoir conscience, il croit que plus il sera gros, plus grandes seront ses chances d'être retrouvé par sa maman.

Dès l'âge de 6 ans, Janine va chez l'épicier, une à deux fois par jour, acheter une bouteille de vin pour sa mère alcoolique. Tout le long du trajet et dans l'épicerie, elle subit les regards apitoyés des gens du quartier. Parce que trop jeune, elle ne comprend pas qu'ils éprouvent pour elle de la compassion ; elle croit au contraire qu'ils la condamnent, elle et sa mère. Jour après jour, les regards se font plus pesants. Janine voudrait tant devenir invisible, ne plus être vue avec ses bouteilles. Mais c'est impossible. La seule porte de sortie que trouve son inconscient, c'est de détourner le problème : en devenant énorme, les voisins se focaliseront sur son obésité et non plus sur les litres de rouge qu'elle transporte dans son cabas. Cette programmation deviendra effective six ans plus tard, juste après leur déménagement à Bordeaux. Alors que la mère a cessé de boire, Janine commence à grossir. Sa graisse lui permet non seulement de dériver l'attention d'un hors-norme (l'alcoolisme maternel) à un autre hors-norme (l'obésité), mais aussi d'enfouir au plus profond d'elle à la fois le secret de sa mère, le sentiment de honte qu'elle a longtemps éprouvé et la rancœur qu'elle a développée vis-à-vis de sa mère (plus elle s'enveloppe, plus elle étouffe ses ressentis).

Marilyne est enceinte. Comme elle n'est pas mariée, elle cache sa grossesse. Elle comprime son ventre avec des corsets et des foulards, mange peu pour ne pas grossir. Mais ses parents finissent par s'apercevoir de son état et l'envoient à Carcassonne passer les derniers temps de sa grossesse. Lorsqu'elle accouche, elle confie sa fille à une nourrice et regagne Paris. Dans cette histoire, le conflit d'invisibilité touche et la mère et la fille, mais en sens inverse. Alors que Marilyne a tout fait pour empêcher son ventre d'être proéminent afin de rendre invisible son enfant, Éliane choisit au contraire de prendre tellement de ventre que personne ne saura dire si elle est enceinte – au cas où un jour cela lui arriverait – ou simplement grosse ! Cela lui permettra d'empêcher la séparation mère/enfant, et de mettre les grands-parents devant le fait accompli après l'accouchement.

Dans un conflit d'invisibilité, il faut toujours se demander ce qui est caché derrière le surpoids, quel secret, quelle honte. Ce qui est tu l'est pour diverses raisons : ne pas faire du mal à la personne concernée, ne pas réveiller sa propre souffrance, ne pas aller à l'encontre des règles sociales, etc. Face aux silences, aux regards fuyants, aux messes basses des adultes, l'enfant comprend qu'il existe un événement dont on ne doit pas parler. Alors, il fait « comme si », comme s'il n'y avait pas de secret, comme si tout allait bien dans le meilleur des mondes... et il prend bien garde de ne pas se trouver confronté aux conséquences que peut avoir ce secret sur lui-même et sur son entourage. Il se replie sur lui-même, apprend à cacher ses pensées et ses émotions, à surveiller ses paroles. La liberté d'expression, la spontanéité sont mises au placard, non seulement chez les protagonistes, mais aussi chez les descendants. Au fil du temps, le secret va faire boule de neige : chaque génération va accumuler de nouveaux secrets, rendant la recherche du secret primal difficile. Savoir quelle partie du corps est chargée de dissimuler le traumatisme donne de nombreux indices sur son origine, comme nous l'avons vu précédemment.

Détourner un secret par un hors-norme, en l'occurrence l'obésité, est une tentative pour cacher, transformer le secret. Le secret d'Eugène, c'est que sa mère lui a menti, qu'elle l'a volontairement abandonné. Si elle avait eu le courage de ses actes, Eugène ne l'aurait pas attendue ; il n'aurait pas grossi pour qu'elle le voie mieux. Il aurait été un enfant abandonné, non dupé. Le secret de Janine aurait été moins pesant si elle avait accordé moins d'importance aux regards des autres ou si elle avait su lire dans les yeux de ses voisins la compassion qu'ils lui manifestaient. Sans sa volonté de « respectabilité » – reflet de celle de son père –, elle n'aurait peut-être pas eu besoin de cacher sa honte derrière des dizaines de kilos. Le secret de Marilyne aurait moins affecté la vie de sa fille Éliane, si tout simplement on lui avait dit que son père était mort avant sa naissance et que, hormis ses grands-parents, toute la ville avait compati à l'histoire d'amour malheureuse de sa mère. Au lieu d'être l'enfant de la honte, elle aurait été l'enfant de l'amour contrarié et grossir n'aurait plus été un besoin.

Conflit de fidélité : grossir pour conserver ses croyances intactes

Agathe n'a connu qu'un seul homme, son mari. À 50 ans, elle se retrouve veuve. Passé le temps du deuil, ses amis commencent à lui conseiller de refaire sa vie. Mais elle ne veut rien entendre. Elle vit dans le passé ; elle n'est plus dans le mouvement de la vie. Elle reste fidèle à son unique amour, aux moments partagés avec lui, aux vœux d'amour éternel prononcés à son mariage. Se remarier signifierait pour elle renier ce qu'elle a vécu avec feu son mari, de le faire mourir une deuxième fois. Alors, plutôt le vide affectif que l'abandon de ses souvenirs. Vécue dans l'excès, la fidélité à un être aimé, à une période de vie, à une promesse peut être une cause de prise de poids. En grossissant, Agathe repousse ainsi toute nouvelle relation affective, ce qui lui permet d'éviter de souffrir à nouveau et de camper sur son passé.

Clémence a toujours vu sa mère malheureuse avec son père. Combien de fois l'a-t-elle entendue se plaindre de son mari, pleurer à cause de lui ! Comment alors avoir une bonne image des hommes dans ces conditions ? Devenue adulte, Clémence se retrouve donc inconsciemment devant le dilemme suivant : soit choisir un homme bien, ce qui revient à trahir sa mère puisqu'elle ne partagera plus avec elle l'idée que les hommes sont mauvais ; soit trouver un homme qui lui rende aussi la vie difficile, ce qui lui permettra de rester fidèle au vécu maternel. Pour ne pas plaire aux hommes, ce qui pourrait lui donner du plaisir et faire naître une vraie relation amoureuse, Clémence grossit, sûre ainsi qu'elle prendra pour mari celui qui voudra bien d'elle et non un homme qui l'aime. La fidélité à ses parents ou à l'un d'entre eux, si elle enferme, est aussi un motif d'obésité.

Depuis plusieurs années, Éliane pense à divorcer. Mais elle n'ose faire le pas à cause de ses enfants, de son faible revenu professionnel, d'un reste de sentiment pour son mari, croit-elle. À la suite de nos entretiens, elle prend conscience que son mariage religieux est la vraie raison de son immobilisme : elle a promis fidélité à son mari devant Dieu, ce qui, pour elle, équivaut à une promesse faite à Dieu lui-même. Très croyante, elle ne peut se résoudre à désunir « ceux que Dieu a unis », à renier sa promesse au Père. Elle comprend alors pourquoi elle n'a pas réussi professionnellement à la hauteur de ses capacités : ne pas être dépendante financièrement l'oblige à rester avec son mari. C'est un garde-fou, en même temps qu'une punition qu'elle s'inflige à elle-même, car elle se juge coupable de ne plus aimer cet homme et de désirer une autre vie sentimentale. Prise entre son vœu de fidélité et son aspiration au bonheur, Éliane mange pour faire taire son désir. C'est le serment qui gagne !

Dans le conflit de fidélité, nous sommes en butte à nos souvenirs, nos promesses, nos croyances. À notre conjoint, à un de nos parents, à Dieu ou à tous ceux que nous considérons comme autorité, nous avons prêté allégeance, de façon formelle ou tacite. Grossir nous retient de suivre l'élan de la vie, nous plonge dans l'immobilisme. Nous sommes prisonniers de notre attachement. Pour reprendre le cours de la vie et se libérer, il faudrait désobéir, trahir, mais nous en sommes incapables. Nous ne voulons pas altérer la haute image que nous avons de celui ou de celle que nous avons mis sur un piédestal, ni oublier ce que nous avons vécu avec lui. La souffrance due au respect de nos engagements est perçue comme moindre que celle qu'impliquerait la remise en cause des règles autour desquelles nous nous sommes structurés. Alors, on choisit plutôt la morale que nos instincts ou nos pulsions avec, pour corollaire, une perte évidente de sensibilité.

Conflit d'ego : grossir par manque d'identité

Marie-Claire s'écoute, s'écoute, s'écoute... Elle semble ne parler que pour le plaisir de s'écouter. Tel un coq, elle est gonflée d'orgueil, d'ego. Moi, moi, moi... Elle donne des leçons à tous ses proches, commente leurs moindres faits et gestes, les critique, les corrige, les reprend. Comme dans son enfance, ses parents la critiquait, corrigeait, reprenait. Marie-Claire reproduit, sans en avoir conscience, ce qu'elle a subi petite. N'ayant pu développer sa propre personnalité, elle impose en retour la vérité qu'on lui a inculquée. Elle n'accepte aucun chemin de traverse, aucune fantaisie. Maintenant, la loi, l'univers, c'est elle. Et elle le prouve en prenant le plus de place possible, en envahissant tout son espace et celui des autres. Facile quand on pèse 120 kilos ! Enfin, plus personne ne la contredira.

Dans le conflit d'ego, l'orgueil et la rigidité sont cachés sous des tas de rondeurs. Tel le chêne de la fable de Jean de La Fontaine, le gros se croit solide comme un roc, indéracinable. Il résiste sans courber l'échine jusqu'au jour où des vents plus violents le font rompre, à défaut de plier...

À l'inverse de Marie-Claire, Sylvain a un moi anémié. Il ne parle pas, il écoute. Il ne s'intéresse jamais à lui, accordant toute son attention aux besoins des autres. Sa voix intérieure n'arrive pas à s'exprimer. Plus il la muselle, plus elle gronde et plus il doit l'enfouir sous les kilos. Plus il la réduit au silence, plus il enfle. Pour comprendre pourquoi Sylvain a un ego hypotrophié, il faut remonter à son adolescence. Lorsque sa mère est tombée malade, c'est lui, et non son père médecin, qui s'est occupé d'elle. Un peu contraint et forcé, sa mère préférant avoir son fils comme garde-malade plutôt qu'une professionnelle de santé. Lui voudrait rejoindre ses copains pour jouer au foot, mais la culpabilité l'en empêche. « Ma mère a tant fait pour moi. Pourquoi ne puis-je pas lui rendre la pareille de bon cœur ? Je ne dois pas savoir aimer », pense-t-il en son for intérieur. Alors, il l'accompagne tout au long de sa maladie, année après année. La fierté qu'il tire de son dévouement (« qu'il est bien, ce petit ! » dit-on de lui) lui sert à faire taire ses envies d'adolescent : courir, jouer, sortir, etc. À l'âge adulte, il se met au service des enfants en devenant instituteur. Quand il tombe amoureux, c'est d'une femme malheureuse en ménage. Là encore, il se met à disposition : il la soutient, la protège, il est l'épaule sur laquelle elle peut pleurer tout son saoul. Compréhensif à l'excès, il accepte qu'elle reste en couple « par amour pour ses enfants », qu'elle ne divorce pas pour vivre avec lui. Il partage ainsi son temps entre ses jeunes élèves, ses parents malades et son amie larmoyante. À 45 ans, il est rond comme un ballon, orphelin et célibataire. Il ne sait ce qui l'intéresse : ses envies de liberté, d'amusement, de rires se sont éteintes. Il ne sait qu'aider les autres, se définissant toujours et encore par rapport à leurs besoins. « Mais ai-je le droit d'être heureux alors que je ne suis pas capable de me sacrifier dans la joie pour les gens qui m'aiment, alors que je n'agis que par devoir ? » se demande-t-il avant de répondre par la négative. Alors, il comble son manque d'estime de soi par la gratitude de ceux qu'il aide et par le sentiment qu'il leur est indispensable. Sous les kilos, il étouffe le vide de ses désirs.

Ne pas écouter ses besoins revient à trop écouter autrui et inversement. On ouvre ses portes aux quatre vents, quitte à devenir une girouette qui bouge au gré des rafales et non plus en fonction de son Nord.

Que le sujet déborde d'ego ou en manque, il n'en subit pas moins le conflit d'ego. Dans le cas de Marie-Claire, l'égotisme est d'ordre intellectuel ; dans celui de Sylvain, il devient social.

Dans l'égotisme intellectuel, le sujet considère le monde de son seul point de vue et en fonction de son propre intérêt. Il pense avoir la « vérité vraie », celle qui lui a été inculquée dans son enfance, toute pensée en propre ayant été systématiquement réprimée. De peur de se retrouver face à son vide intérieur, il ne remet pas en cause son conditionnement, il se soumet à la dictature intellectuelle. Tout événement est ainsi analysé, non pas dans sa logique, mais en fonction de la « parole du maître ».

Dans l'égotisme social, le sujet se définit par le don de soi. Il n'existe que par rapport aux autres. Quel qu'en soit le prix à payer sur le plan personnel, il doit aider ses proches. Sa vie ne compte pas car il a une mauvaise image de lui. Sa personnalité n'a pu se développer faute d'adéquation entre ses désirs propres et les contraintes quotidiennes subies dans son enfance. Le moi morcelé se soumet. Se mettent alors en place une censure et un refoulement des pulsions. Le « Je » est éteint au profit du « Vous ».

Conflit de manipulation : grossir pour parvenir à ses fins

Pascale est très contente : elle a obtenu la location de l'appartement qu'elle désirait tant. La propriétaire, elle-même tante d'une obèse, n'a pu que se montrer compatissante après qu'elle lui eut raconté son divorce douloureux, les difficultés qu'elle rencontrait à cause de son poids, combien elle voulait maigrir et combien elle était désespérée de ne pas y arriver... Ainsi, elle est passée devant tous les autres candidats et a emporté le morceau ! Il faut dire que, petite, elle était à bonne école : sa mère, soi-disant atteinte d'une grave maladie, avait le don d'émouvoir tous ceux desquels elle espérait un traitement de faveur. Et elle gagnait à tous les coups. Pascale s'offusquait en silence des faux atermoiements de sa mère. Mais pouvait-elle l'accuser de mensonge ? Était-elle à même de juger de la maladie de sa mère ? Peut-être, bientôt, serait-elle orpheline ? À l'âge adulte, Pascale reproduit à l'identique ce système de manipulation par l'apitoiement à une différence près : elle, elle ne ment pas. Elle porte, au vu et au su de tous, sa maladie : l'obésité.

Nadine travaille comme secrétaire de direction. Elle est la plus ancienne employée de l'entreprise. Son atout ? Être une grosse, croit-elle. Grâce à sa surcharge, elle a la paix : son patron ne lui fait pas d'avance et, par conséquent, son épouse, avec laquelle elle entretient une relation amicale, n'est pas jalouse car « il n'aime que les minces ». Pascale apprécie de ne pas être considérée comme un objet sexuel. Sa ligne de conduite est de ne surtout pas éveiller la jalousie. Elle a trop souffert des « heures supplémentaires » de sa mère, de la voir rentrée en pleurs parce que, pour la troisième fois, elle venait de se faire mettre à la porte par la femme du patron, de l'entendre vociférer contre « les injustices de la vie », d'être chaque fois prise à témoin par sa mère qui lui demandait : « Tu me crois, toi, que je n'y suis pour rien, que tout vient de la jalousie des gens, n'est-ce pas ? » Alors, afin d'éviter les envieux, elle fait profil bas : sa maison est confortable mais d'apparence modeste, sa voiture solide mais pas « m'as-tu-vu », sa paye est correcte mais insuffisante pour dépenser sans compter, sa vie sociale est agréable mais sans faste. Seul son poids n'est pas dans la moyenne car être grosse constitue un excellent obstacle à la séduction. Pas de prétendants, pas de femmes jalouses. Elle ne représente aucun danger, ni pour elle, ni pour les autres. Ainsi a-t-elle la paix. Marquée au fer rouge par les déboires et mensonges de sa mère, Pascale ne voit pas la vie dans sa réalité, elle l'interprète. Elle n'a aucune conscience que c'est sa compétence professionnelle qui la maintient en poste, que son mari ne l'invective pas parce qu'il est heureux avec elle, que ses amis l'appellent juste parce qu'ils l'aiment et que son surpoids n'a rien à voir avec tout ça !

Dans le conflit de manipulation, le poids est mis en avant pour inspirer de la pitié. Il est vécu comme un handicap suscitant compassion et passe-droits, permettant de faire pression sur l'entourage, de le manipuler dans le sens souhaité. Il est le moyen d'être accepté, voire dans certains cas d'être privilégié, d'obtenir une meilleure qualité de vie. À l'origine, il y a toujours un mensonge d'un ou des deux parents. Parce qu'il a été manipulé volontairement, l'individu manipule à son tour, mais cette fois sans en avoir conscience, en se croyant pleinement sincère. Dans le conflit de manipulation, on met en place une distorsion de la réalité à son profit.

*

Chaque fois que la vie ne peut s'exprimer ou se trouve menacée, les conflits de poids se mettent en place. Coincés entre nos désirs individuels et les injonctions familiales, conscientes ou inconscientes, nous sommes en guerre intérieure : « Je voudrais, mais je ne peux pas. » Ou alors ils correspondent à des impératifs de survie : « Je fais ça ou je meurs. » Transmis par nos ascendants, ces conflits se renforcent d'une génération à l'autre jusqu'à prendre forme.

2

COMMENT SE PROGRAMMENT LES CONFLITS DE POIDS ?

Alors, vous êtes-vous reconnu dans les histoires que je viens de vous livrer ? Vous sentez-vous proche de Jacqueline, de Philippe ou de Geneviève ? Peut-être des trois à la fois ?

L'expérience m'a montré que les personnes en surcharge cumulent en général cinq à six conflits de poids, au minimum. Je n'ai jamais rencontré une seule personne obèse qui n'en subisse qu'un ou deux. En revanche, plusieurs de mes patients les cumulaient tous ! La règle est simple : plus on a de poids, plus on a accumulé de conflits.

Des conflits qui se superposent

Reprenons le cas de Robert, cet enfant menacé en Algérie d'un couteau dans le ventre, et étudions ses différents conflits de poids. Comme nous l'avons montré, il est dans un premier *conflit de survie* puisque sa vie a été directement mise en danger par un indépendantiste. Mais pas seulement. Parce que ses parents l'envoient, contre son gré, à Marseille en compagnie de sa grand-mère, il développe un *conflit d'abandon*. En grossissant, il pense se donner les moyens de faire le poids face à ses parents, pouvoir ainsi infléchir leur décision quant à son départ qu'il rejette. Là, nous sommes en plein *conflit de non-communication.* Pour ne pas être déplacé contre sa volonté, quel meilleur moyen que de se lester ? Il subit également un double *conflit de manque* : d'une part, il se trouve privé de la présence physique et affective de ses parents ainsi que de celle de ses camarades de classe, de ses voisins, de sa maison, de son pays et, d'autre part, vivant à Marseille seul avec une grand-mère âgée, qui peut mourir à chaque instant, il pressent le danger de se trouver sans ressources financières du jour au lendemain. De plus, ses parents lui refusant, pour cause de jeunesse, le droit de se battre, s'ajoutent le *conflit de masculinité* (on lui refuse le droit d'être un homme) ainsi que le *conflit d'appartenance* puisqu'il ne peut faire partie intégrante et active du clan de ses parents, celui des défenseurs de l'Algérie française. Devenu gros, il croit avoir développé sa force physique et ainsi pouvoir être intégré comme combattant. Robert est également dans le *conflit d'ego.* Ayant appris tôt qu'il ne valait rien, qu'il ne pouvait aider sa famille, il s'efface systématiquement devant les décisions prises par les autres membres de sa famille. Bien sûr, tout cela se passe dans son inconscient qui rejoue sans cesse le traumatisme de ses 6 ans. Se greffe enfin le *conflit de sexualité* car il compense l'absence de contact physique avec son épouse par une alimentation excessive. Huit conflits à son actif... Robert a de quoi être gros !

Un sur-stress dans nos cellules

C'est l'accumulation des stress qui est à l'origine du surpoids. Deux sortes de stress existent : le stress physique ou le stress émotionnel.

• Le **stress physique** fait suite à un choc, à une blessure, à un accident. Il part de la zone du corps touchée pour arriver jusqu'au cerveau qui va déclencher la douleur. Avec le temps et les remèdes adéquats, le corps va guérir. Mais qu'en est-il du cerveau qui lui aussi a été atteint ? Ayant pris conscience de sa vulnérabilité, il développe méfiance et parades pour pouvoir éliminer son surstress et ne pas revivre l'expérience. C'est lui qui est alors malade.

C'est un peu comme lorsque l'on est piqué par un oursin. Ça fait mal sur le coup et pendant un certain temps, si l'aiguille n'a pu être retirée. La douleur est le signal d'alarme d'une anormalité. Mais le corps trouve une solution pour assurer sa survie : il forme tout autour de l'aiguille une sorte de cuirasse en l'enrobant de peau, inhibant ainsi son caractère douloureux et potentiellement infectieux. Il a trouvé une parade à l'agression. Maintenant, fort de cette expérience, notre cerveau va chercher à prévenir ce genre d'attaque en développant notre prudence dès que nous serons amenés à marcher sur des rochers. Si cette vigilance reste rationnelle, soit nous aurons les yeux vissés au sol pour voir où nous mettons les pieds, soit nous achèterons des chaussures en plastique. Si, en revanche, elle devient excessive à la suite de plusieurs expériences malencontreuses similaires, nous risquons de ne plus jamais vouloir mettre un pied dans l'eau. Avec le temps, nous ne saurons même plus la raison de notre aversion pour la mer, preuve que notre psychisme est désormais « malade ». Lorsque notre santé physique est en danger, notre cerveau cherche le plus rapidement possible, dans l'instant, une solution pour assurer notre survie immédiate. Puis une fois l'urgence passée, il élabore un moyen de défense pour parer à une nouvelle attaque éventuelle. Le temps est alors comme gravé dans la pierre. D'où l'importance de recourir à la psychogénéalogie pour effacer ce qui a été inscrit par nos ascendants et nous-mêmes.

• Une parole blessante, un coup bas, un rejet et nous voilà meurtris dans notre chair, en plein **stress émotionnel**. Sur le moment, on peut avoir le souffle coupé, des palpitations cardiaques, des douleurs abdominales, etc. L'onde de choc déstabilisante immobilise une fraction de seconde le cerveau, qui cherche comment réagir. Étant donné qu'il n'y a pas d'agression physique, celui-ci ne peut pas enclencher une action de réponse ; il va donc rediriger le surstress vers la partie du corps correspondant symboliquement au choc (par exemple, un problème avec l'eau peut se transformer en pathologie au niveau de la vessie). Lorsque le stress a été très violent ou répété, le corps engrange le ressenti qui s'imprègne au cœur même de certaines de ses cellules. Je pense personnellement que le bouleversement émotionnel est emmagasiné via les méridiens d'acupuncture, voies de circulation de la bonne santé et donc aussi de la maladie. Nos cellules sont en quelque sorte le réservoir où nous déchargeons nos émotions, positives comme négatives. Au fur et à mesure de la survenue, dans notre vie, d'événements douloureux ou traumatiques, elles se remplissent de stress. Mais le terrain n'est pas vierge puisque nous sommes l'héritage génétique de nos parents. Nos cellules peuvent donc se trouver devant un excès de stress, face à un trop-plein et enclencher une maladie ou un surpoids. Il existe toujours un événement déclencheur (une dispute, un abandon, une insulte...), mais c'est l'accumulation de plusieurs agressions ou de situations vécues comme telles par nous-mêmes mais aussi par nos ancêtres, qui explique la mise en place des conflits de poids.

L'état naturel dans lequel nous devrions évoluer, c'est un état de paix intérieure. Notre corps, notre émotionnel et notre esprit devraient toujours être en accord, regarder dans la même direction. Or c'est rarement le cas. Nos maladies viennent de cette dissension entre nos trois composantes. Le surpoids aussi, qui est une maladie comme une autre. Nous sommes trop peu en harmonie avec nous-mêmes, insuffisamment centrés. Heureusement, grâce à un travail sur soi, on peut évacuer ce sur-stress, à l'origine de notre surpoids, et revenir à une situation plus normale. La bonne nouvelle est qu'en débloquant un conflit de poids on peut en débloquer plusieurs. Mais il faut toujours, et dès le départ, traiter le conflit de silhouette en même temps que les autres conflits.

3

Le 13e conflit, le conflit de silhouette

Aux douze conflits décrits plus haut s'en ajoute un autre, qui n'est pas un conflit de poids : le conflit de silhouette. Il concerne le regard que l'on porte sur son propre corps, sur son image physique. Conflit d'esthétique, il touche autant les gros que les autres. Car qui, aujourd'hui, est satisfait de son apparence ? Même les mannequins trouvent qu'elles ont des jambes trop ceci ou une poitrine pas assez cela. Preuve de cette insatisfaction généralisée, le développement vertigineux de la chirurgie esthétique, même chez les adolescentes. Le conflit de silhouette n'est donc pas un conflit de poids à proprement parler, même si toutes les personnes en surpoids le subissent de manière exacerbée. Pour ces dernières, il doit être, de manière systématique, déprogrammé car il verrouille tous les conflits de poids.

Grossir par effet miroir

Maintes occasions nous sont données de vivre le conflit de silhouette : lorsque l'été arrive et qu'il faut se mettre en maillot de bain ; lorsque vous souhaitez essayer un vêtement dans un magasin et que la vendeuse vous répond d'un air méprisant : « On ne fait pas votre taille » ; lorsque, marchant dans la rue à trois heures de l'après-midi, après une matinée de travail bien remplie, vous surprenez le regard dédaigneux des passants sur votre hamburger ou votre sandwich et vous vous sentez devenir misérable car fautive de manger, alors que c'est votre repas de midi ; lorsque, à la sortie de l'école, vous vous retrouvez seule en attendant vos enfants, exclue du groupe des mères « bien », celles qui – minces et séduisantes –, vous ignorent après vous avoir toisé de haut en bas et ne vous parleront pas de l'année, etc. La liste pourrait se poursuivre à l'infini. Car la vie de tous les jours est une vraie galère pour les gros. Et ce n'est que rarement qu'ils peuvent oublier leur excès de poids.

Ce n'est pas tant le regard des autres qui est à l'origine de ce conflit, mais plutôt notre propre regard : on ne lit dans les yeux d'autrui que le jugement négatif ou le dédain que l'on porte à soi-même. Le regard de l'autre devient ainsi le miroir grossissant de l'image que nous avons de nous-mêmes. C'est un regard qui nous renvoie notre apparence, qui nous humilie, nous blesse, nous pousse à nous cacher. « Comme je suis, qui peut m'aimer ? » se demandent en permanence les personnes en surpoids. Associant beauté physique et droit à l'amour, elles pensent dans une logique déductive et inconsciente : « Je suis grosse, donc pas belle ; je ne peux pas être reconnue, vue, aimée, donc je mange encore plus parce que je suis malheureuse et que je veux exister. » Le « je pense donc je suis » s'est transformé en « je mange parce que je ne suis pas ». La boucle est bouclée.

Le regard des autres peut pourtant nous être profitable. Seul, on a tendance à détourner nos yeux du miroir, à se donner mille excuses pour ne pas se mettre en maillot (il y aura trop de monde, je vais attraper des coups de soleil, etc.), à rouspéter contre les concepteurs d'automobile qui placent le volant trop bas, à tempêter contre les stylistes et les magazines féminins qui valorisent la maigreur... Bref, on accuse les autres, on se trompe soi-même, on triche pour cacher sa honte. Mais, lorsqu'un tiers est présent, impossible de se raconter des histoires : on doit faire face au regard de l'autre, se confronter à sa vérité et à ses mensonges. Comparaison et jugement sont les piliers du conflit de silhouette.

Grossir par peur ancestrale de la maigreur

Le conflit de silhouette est d'autant plus difficile à éliminer que le désir actuel de minceur ne date que des années 1970. Que pèse une trentaine d'années face à la nuit des temps ? Depuis la préhistoire, l'être humain a, en effet, inscrit dans ses gènes la peur de la maigreur, synonyme de maladie et de mort. Dans le tréfonds de notre mémoire cellulaire, le surpoids reste a contrario associé à la force physique et non à un danger. Inconsciemment, nous interprétons encore tout ressenti de mécontentement vis-à-vis de notre corps, tout regard négatif que nous lui portons, comme des signes d'inquiétude vis-à-vis de sa capacité de résistance et ce, même si nous pesons 100 kilos ! Alors, il enclenche une prise de poids pour s'assurer, croit-il, une meilleure chance de survie, l'embonpoint étant signe de vie et de bonne santé depuis toujours. C'est pourquoi il est essentiel, pour pouvoir maigrir, de regarder notre corps avec indulgence, tendresse et amour. Tant que nous détesterons ce corps qui nous encombre, nous ne pourrons lui envoyer les signaux capables de lui faire changer de forme. Il ne faut pas se dire « quand je serai mince, je m'admirerai tous les jours dans la glace ! », mais, au contraire, apprendre à aimer notre corps actuel, même gros. C'est le seul moyen de lui permettre de lâcher ses kilos excédentaires. Tant que vous aurez honte de votre grosseur, vous ne pourrez maigrir. *Faire le deuil d'une silhouette mince est une condition* sine qua non *pour pouvoir enterrer son surpoids.* Osez porter des pantalons moulants ou des shorts, même si ce n'est pas très seyant, vous mettre en maillot malgré votre cellulite, montrer vos jambes (surtout) si elles ressemblent à des poteaux ! Accepter son corps tel qu'il est vous déleste du poids de la honte. En le regardant sans jugement ni

Contre-modèles de notre société du « light »

La société dans laquelle nous vivons exerce une très forte pression sur les porteurs de rondeurs car sont associés minceur et bonheur. Les mannequins, de plus en plus filiformes – pour ne pas dire maigres –, sont devenues nos modèles de beauté. Inconsciemment, chaque femme tente de leur ressembler. Peine perdue, bien sûr ! Est-ce pour cela qu'une rondelette n'a pas le droit d'être heureuse ? Même si la pression est aussi mise depuis quelques années sur les hommes, elle est beaucoup plus forte, et surtout inéluctable, pour la gent féminine. Sur le mode du « Sois belle et tais-toi ! », l'apparence physique reste souvent la seule caractéristique féminine qui compte. Quoi qu'elle soit, fasse ou dise, une femme a pour obligation première de séduire. Alors, imaginez comme c'est facile de ne pas rentrer dans une taille 38-40 ! L'obsession de la minceur est d'autant plus forte que les gros sont jugés peu esthétiques, sans volonté, mous, non performants et donc inaptes à vivre dans notre société du « light » et de la forme. Parce qu'ils sont hors norme, ils ne peuvent se fondre dans la masse. D'où un profond sentiment d'exclusion et une grande solitude.

critique, vous gagnerez sa confiance. Il finira par faire fondre sa graisse, juste pour que vous le regardiez avec fierté. Plus vous lui enverrez des regards aimants, plus il mincira. Faire de cette silhouette objet de honte un objet d'amour ; telle est la recette pour perdre ses kilos et ne jamais plus les reprendre.

IV

DÉPROGRAMMER LES CONFLITS DE POIDS

Pour déprogrammer les conflits de poids, on peut travailler sur le mental, l'intellectuel, l'émotionnel, l'affectif et l'imaginaire. Les exercices écrits que je suggère à mes patients leur permettent de prendre du recul pour éventuellement remettre en cause leurs structures mentales. Les actes symboliques, qui les suivent généralement, visent à vivre émotionnellement les traumatismes du passé ou les peurs viscérales pour pouvoir les dépasser, en supprimer les effets néfastes, les rendre inoffensifs. Quant aux visualisations, elles ont pour objectif d'intégrer au niveau de l'inconscient des informations positives, d'utiliser la force de l'imaginaire pour atteindre la minceur.

1

Les exercices écrits : l'éveil de la conscience

Grâce aux exercices écrits, un travail en conscience s'effectue. Ils permettent d'interroger notre mode de fonctionnement et de conscientiser les raisons profondes de nos choix de vie.

Le bon niveau d'appréhension

Nous sommes faits d'un esprit, d'un cœur et d'un corps. À chaque question, nous devons répondre par le bon niveau. Ainsi, dans le domaine professionnel, il faut fonctionner avec son esprit, et non avec son affectif. Il convient de penser avec objectivité et neutralité. En revanche, s'il s'agit de questions de cœur, il faut répondre avec son affectif. Prenons un exemple. Antoine vient de demander la main d'Anne. « Dois-je me marier avec lui ? » se demande-t-elle. Pour avoir les idées claires, elle établit un tableau des « pour » et des « contre ».

POUR	CONTRE
Il est riche. Il a une bonne situation professionnelle. Il plaît à toute la famille. Il m'aime.	Il fume.

À mettre en parallèle les « pour » et les « contre » au mariage, on pourrait croire à première vue que la balance penche en faveur de l'union. Les « pour » sont plus nombreux et semblent plus importants que la seule raison défavorable. Pourtant, il ne faut pas qu'Anne se marie car aucun des motifs de mariage invoqués n'est de l'ordre du ressenti. Ce ne sont que des faits froids et impartiaux alors qu'il s'agit ici d'une affaire de cœur. Dans son tableau, le seul ressenti signifié est dans la colonne « contre ». De plus, le simple fait qu'elle ressente le besoin de faire ce tableau ne pouve-t-il son manque de spontanéité et d'amour ?

Cet exemple, un peu simple, montre qu'il faut répondre avec le bon niveau de notre être, si l'on veut éviter les désagréments. L'idéal est bien sûr de pouvoir mettre en accord les trois niveaux pour optimiser les chances de réussite. Si votre esprit, votre cœur et votre corps sont en harmonie, alors vous serez parfaitement centré et vos choix seront justes à 100 %. Malheureusement, rare est le cas...

La pratique des exercices écrits

Face à une difficulté, la solution peut être de remettre en question nos croyances. Pour cela, il est nécessaire de prendre du recul, de se soustraire de tout émotionnel pour pouvoir penser « froidement », juste avec notre tête, non avec nos tripes ou notre cœur. L'objectif des exercices écrits que je donne à certains est de porter à leur conscience les raisons de leurs choix. La question est toujours simple, mais la réponse demande d'y revenir à plusieurs reprises sur un minimum de six-sept jours. Au fil du temps, la réponse s'affine, devient plus profonde, plus proche du moi intérieur. Imaginez que la question soit : « Qui suis-je ? » Au début, vous écrivez « blonde aux yeux bleus, de taille moyenne », puis vous évoquerez votre profession ou votre situation maritale. Ce n'est que bien plus tard que vous vous laisserez aller à parler de votre caractère, de vos aspirations, de ce qui vous touche au plus profond de vous, de vos rêves brisés ou encore intacts, etc. On n'atteint pas la plus petite poupée russe immédiatement ; il faut, auparavant, enlever une à une toutes celles qui la recouvrent. Ce qui compte, c'est surtout de ne pas se brider, d'écrire tout ce qui vous vient par la tête, de ne censurer aucune réflexion, seule condition pour que la petite voix en vous ose s'exprimer.

Les exercices écrits permettent de faire le tri, de remettre de l'ordre dans nos idées toutes faites, de voir ce qu'elles cachent aussi et de toucher à notre vérité intrinsèque. Après s'y être attelé, chacun devrait être à même de juger si, aux différentes questions de sa vie, il ou elle a répondu avec le bon niveau de son être. Voyons l'exemple de Thérèse, une de mes patientes.

Le cas de Thérèse

Thérèse compte 10 conflits de poids, dont le conflit de féminité.

Elle dit ne pas savoir ce qu'est être une femme ou un homme. Féministe, elle ne se reconnaît pas dans les clichés qui définissent la femme par sa fragilité, sa passivité et sa dépendance à l'homme et, pour cette raison, elle renie sa féminité, pourtant présente de façon sous-jacente. Elle valorise, au contraire, la force physique et intellectuelle et veut être une battante. Physiquement, elle est d'ailleurs de type « costaud » : elle est grande et massive. Et elle n'a pas froid aux yeux. On sent qu'elle n'abandonne pas facilement la partie. Elle ne montre aucun signe de sensibilité, son émotionnel ne fait que très rarement surface. Ce qu'elle met en avant, c'est sa vivacité d'esprit, ses capacités intellectuelles.

Je sens qu'il est essentiel de l'aider à réfléchir sur son engagement féministe et sur les rapports hommes-femmes pour qu'elle puisse sortir d'une relation de combat et faire émerger sa partie féminine. Pour la séance suivante, je lui demande alors d'établir un tableau avec trois colonnes : dans la première, je l'invite à lister toutes les raisons de son féminisme ; dans la seconde, elle doit noter l'inverse de chaque motif et, enfin, dans la dernière, les traits de caractère que nécessitent les comportements qu'elle juge antiféministes.

Après y avoir travaillé pendant une semaine, elle me rend le tableau ci-dessous.

BUTS DU FÉMINISME	ANTIFÉMINISME	TRAIT DE CARACTÈRE
Indépendance.	Dépendance.	Soumission.
Penser par soi-même.	Faire comme son mari.	Suivisme.
Être l'égale de l'homme.	Être inférieure.	Dépendance.
Garder son nom.	Devenir l'autre.	Soumission.
Refuser les rôles traditionnels.	Accepter ce que les hommes décident pour les femmes.	Soumission.
Partager les tâches ménagères et l'éducation des enfants.	Être femme au foyer.	Soumission.

Notez combien de fois le terme « soumission » apparaît.

Alors, la fois suivante, je lui propose de définir ce que représente pour elle la soumission.

Elle écrivit : « La soumission, c'est :
- se soumettre au plus fort ;
- être battue ;
- effacer ses idées devant l'autre ;
- accepter de ne pas suivre sa voie personnelle ;
- ne pas s'écouter ;
- s'oublier ;
- ne pas oser penser par soi-même ;
- ne pas avoir le courage de ses opinions ou de ses actes ;
- accepter l'ordre établi ;
- accepter la majorité bien-pensante ;
- faire taire le lion qui rugit en soi ;
- être domptée ;
- subir les autres ;
- être enfermée ;
- être prisonnière ;
- perdre sa liberté. »

En perpétuelle rébellion, Thérèse est incapable de se soumettre à une quelconque autorité. Elle m'avoue que cela lui a posé des problèmes sur le plan professionnel. Avec les hommes, son mari inclus, elle se positionne toujours dans un rapport de force ou de séduction, elle ne baisse jamais sa garde, sans cesse sur le qui-vive, au cas où. Rarement, elle se laisse aller, s'abandonne. Nous avons longtemps échangé sur ce sujet avant qu'elle ne me dise que sa mère, malheureuse en ménage, lui répétait sans cesse alors qu'elle était adolescente : « Il ne faut pas qu'une femme soit dépendante se son mari. » Thérèse en déduisit que les hommes représentaient un danger potentiel, qu'en leur compagnie il fallait qu'elle soit en permanence sur ses gardes. De l'autre côté, son père autoritaire ne justifiait ses décisions que par un « c'est parce que je l'ai décidé ! » sans jamais donner une quelconque raison objective. Et mieux valait alors qu'elle se soumette si elle voulait éviter les fessées qui laissaient la trace rouge de la main paternelle sur le derrière. Dans ce contexte, l'homme devenait « l'homme à abattre », seul moyen d'écarter le danger, de survivre.

Pour l'aider à sortir de ce schéma, je l'ai fait travailler, toujours sous forme d'exercices écrits, sur la liberté, l'amour, la relation conjugale. Elle lista notamment tout ce qu'elle souhaitait recevoir de son mari et tout ce qu'elle n'acceptait pas, puis tout ce qu'elle voulait lui donner et tout ce qu'elle lui refusait. Elle put ainsi réfléchir sur ses propres valeurs et les confronter au schéma parental.

Je lui ai proposé alors d'aller jusqu'au bout de la soumission, de la vivre complètement pour s'en libérer. Je lui ai ainsi suggéré de se soumettre, deux heures par jour, aux quatre volontés de son mari, de lui donner carte blanche, d'accepter toutes ses décisions, quelles qu'elles soient. Et, chaque semaine, elle devait changer d'horaires pour pouvoir jouer sur tous les registres de vie (même nocturnes) et ce, pendant un mois. Accepter ma suggestion fut déjà, pour Thérèse la rebelle, une grande difficulté. Mais elle prit son courage à deux mains et tenta l'expérience. Malgré ses nombreuses craintes, elle se rendit rapidement compte que l'autorité de son mari n'était pas si pesante. « Je croyais devoir serrer les dents pour ne pas m'insurger contre ses décisions, me dit-elle au bout de la première semaine. Mais, en réalité, il n'a pas abusé de la situation ; il a même veillé à faire des choix consensuels. » Elle eut aussi le plaisir de le découvrir sous un jour nouveau : parce qu'elle ne régentait plus toute la vie de la maison, il s'autorisa à prendre des initiatives et devint un fin organisateur. Un meilleur équilibre put ainsi s'établir dans le couple.

Les exercices de réflexion écrite favorisent la prise de conscience et l'acceptation mentale. Sans ce travail, Thérèse n'aurait pu se plier à aller jusqu'au bout de ses craintes.

2

Les actes symboliques : libérer l'émotionnel

Sans passage à l'acte, sans vécu émotionnel, le travail de conscientisation effectué avec les exercices écrits reste trop souvent au niveau intellectuel. Pour modifier notre mémoire cellulaire en profondeur, il faut oser faire face à nos peurs ou à nos traumatismes, retourner le couteau dans la plaie de manière à la rendre indolore.

L'acte symbolique ou le grand plongeon dans ses émotions

L'objectif des actes symboliques est de revivre ce qui fait mal, d'aller jusqu'au bout de sa souffrance pour s'en libérer.

Pour qu'un acte symbolique soit efficace, il faut se remettre dans la situation qui a provoqué notre mal-être ou s'exposer à des circonstances qui l'amplifient, le poussent à son paroxysme. Je construis pour chacun, à partir de sa propre histoire, un acte symbolique qui correspond spécifiquement à sa problématique. Certains doivent en accomplir plusieurs. Ils peuvent se vivre seul, avec un entourage averti ou non (ne pas dévoiler son objectif permet de ne pas fausser le jeu, de rester dans l'émotion vraie) ou, dans quelques cas, avec mon aide. L'essentiel est que l'émotionnel soit le plus fort possible afin le mental perde le contrôle et laisse la place, un court instant, à l'expression de l'inconscient. Si les tripes parlent, le problème se résout dans l'instant. Si, en revanche, les émotions restent à un niveau superficiel, il faudra beaucoup plus de temps pour que le travail s'accomplisse.

Un acte symbolique se vit généralement dans un grand bouleversement intérieur, mais se conclut toujours par une phase de pardon et de tendresse. Après s'être déchaîné et avoir beaucoup pleuré, on peut faire la paix avec soi-même et avec les autres. Je conseille vivement de prendre une bonne douche après l'accomplissement d'un acte symbolique fort, non seulement pour se laver de sa fatigue émotionnelle (on en sort souvent épuisé), mais aussi symboliquement, pour faire peau neuve.

Exemples d'actes symboliques

Pour mieux comprendre la teneur des actes symboliques, je vais partager avec vous ceux qu'ont accomplis Gabrielle et Djamila.

Gabrielle est la fille d'un alcoolique violent. À 12 ans, copiant le comportement paternel, elle se lance dans les violences verbales. Et elle commence à grossir, cherchant ainsi à se protéger, mais aussi à en imposer à son adversaire. Vingt ans plus tard, elle vient me consulter. Pour la sortir du traumatisme de son enfance, nous mettons au point un acte symbolique qui lui permette de régler ses comptes avec l'alcoolisme paternel. Voici ce qu'elle m'en a raconté après coup.

« Après avoir acheté 24 bouteilles, 12 de whisky, 12 de pastis, les deux alcools avec lesquels mon père se soûlait, je me suis mise en quête, comme vous me l'aviez demandé, d'un endroit isolé et à l'abri des regards indiscrets. J'ai trouvé un cabanon abandonné sur lequel j'ai placardé la photo agrandie de mon père, puis je me suis adressée à lui : "Regarde ce que ton alcoolisme a eu comme effets néfastes dans ma vie : je n'arrive pas à me faire d'amis, personne ne veut de moi, je ne supporte pas qu'un homme me commande, je suis énorme." Ces reproches, et bien d'autres encore, ont fait monter en moi une énorme colère, m'ont mise dans une rage folle. J'ai pris un bâton et je me suis mise à taper de toutes mes forces sur la photo de mon père. Les rôles étaient alors inversés : ce n'était plus lui qui me brutalisait, mais moi qui l'assommais tant que je pouvais. « Tiens, ta violence, je te la rends. C'est la tienne, pas la mienne », me suis-je écriée en envoyant valser sur le portrait toutes les bouteilles d'alcool. Après m'être calmée, je me suis rendu compte que le mur du cabanon était à moitié démoli ! J'ai reconstitué la photo déchirée pour pouvoir la badigeonner de confiture en guise d'apaisement et de tendresse. Malgré tout, c'est mon père. Je l'ai remercié de m'avoir mise au monde, de m'avoir indirectement donné la force que j'ai aujourd'hui et aussi d'être resté pour nous les enfants alors qu'il n'était pas heureux avec maman. Je peux vous dire que j'ai beaucoup pleuré. Mais, maintenant, je suis en paix avec tout ça. »

Djamila, en tant que musulmane, a reçu une éducation très rigide : voile obligatoire, pas le droit de sortir sans être accompagnée d'un frère, interdiction formelle de fréquenter des garçons, etc. À 15 ans, elle part à Saint-Tropez passer quelques jours de vacances et là, elle se lâche. Elle flirte pour la première fois et se retrouve enceinte. Elle cache sa grossesse à ses parents et avorte seule. Lorsqu'elle quitte la clinique, elle est prise de crampes, pense que c'est la faim qui la tenaille, entre dans une pâtisserie et achète des gâteaux. Deux ans plus tard, elle se marie et, l'année suivante, devient mère. À son troisième mois de grossesse, elle commence à manger beaucoup de sucré, tout spécialement trois gâteaux, une tropézienne, une tarte au citron et un gâteau à la frangipane, dont elle raffole. Après quatre grossesses à ce rythme, elle est énorme. Nous essayons de comprendre pourquoi en cherchant à décoder ses goûts alimentaires. Je réfléchis à voix haute : « Tropézienne… Saint-Tropez… les vacances… » La présence de citron me confirme qu'il y a eu « un pépin » et que l'acidité du fruit renvoie à quelque chose d'acerbe et désagréable (synonymes d'acidité) qu'elle n'arrive pas à digérer. Djamila m'avoue alors qu'elle éprouve toujours de la rancœur contre sa famille. Quant à la frangipane, c'est en décodant son nom que nous retomberons sur l'avortement. Fran… franc, l'inverse du mensonge ; gi… git, comme un mort ; pane… panne, quelque chose n'a pas été porté à terme. Il est clair que Djamila n'a pas fait le deuil de ce premier bébé auquel elle a dû renoncer à cause de ses parents. Elle me dit ne pas savoir ce qu'est devenu le fœtus après l'IVG. Alors, je lui propose de l'enterrer symboliquement. Mais que mettre pour le représenter ? Je lui suggère de déposer dans la tombe qu'elle aura creusée dans le sol les trois fameux gâteaux, qui s'étaient substitués dans son ventre au bébé manquant. Djamila a beaucoup pleuré avant de recouvrir le trou de terre. Mais son travail de deuil ne s'est pas arrêté là : elle a aussi dû faire le deuil de l'adolescente qui aurait souhaité le soutien d'une famille aimante. Alors, elle s'est rendue chez ses parents et leur a avoué toute la vérité : « J'ai dû avorter en cachette. Moi, ce bébé, je voulais le garder. » Puis, elle « parle » ouvertement aux autres personnes de son entourage.

En vidant ainsi son sac plein à craquer de la rancune accumulée depuis tant d'années contre ses parents, ainsi qu'en enterrant les douceurs qui lui avaient servi de compensation au moment de l'IVG, Djamila s'est libérée de sa dépendance à la nourriture. Déchargée du poids de son secret, de ses ressentiments et de son chagrin, elle pèse aujourd'hui 25 kilos de moins. C'est une autre femme.

Un acte symbolique, s'il est porté à son paroxysme, est un acte libérateur. Il nous allège du poids de nos peurs et de nos douleurs ; il nous remet sur le cours de notre vie ; il nous ouvre de nouveaux horizons. Le mal que l'on nous a fait, volontairement ou involontairement, perd tout effet, toute influence sur nous et nous pouvons alors nous ouvrir à nous-mêmes et au monde. Dans ce processus, l'acte de pardon est incontournable. Sans pardon, la détestation (ou la colère) est toujours présente, le nettoyage émotionnel n'est pas accompli. Pardonner, c'est briser les liens de la haine et les remplacer par un sentiment de neutralité ou, mieux, par de la compassion. Au cours de leurs actes symboliques respectifs, Gabrielle a pu prendre conscience des efforts entrepris par son père pour conserver l'unité familiale et Djamila, de la volonté sincère de ses parents de lui donner ce qu'ils croyaient être la meilleure éducation. Débarrassées de leur rancœur, elles ont pu ouvrir leur cœur.

3

Les visualisations :
le pouvoir de l'imaginaire

Les exercices écrits et les actes symboliques réparent des vécus négatifs. Les visualisations visent, quant à elles, à insuffler du positif dans notre inconscient.

Les lois de l'inconscient

Inutile de se battre contre soi-même, nous aurions toutes les chances de perdre. Pourtant, n'est-ce pas ce que nous faisons lorsque nous nous infligeons des régimes restrictifs, quand nous choisissons de croquer une pomme plutôt que de manger le gâteau au chocolat dont nous raffolons ? D'où le phénomène yo-yo : dès qu'on a un peu de volonté, on maigrit de quelques kilos, mais dès qu'elle nous abandonne, on grossit deux fois plus. Preuve que ce n'est pas notre volonté qui régit notre vie, mais des forces obscures que l'on appelle « inconscient ». N'avez-vous d'ailleurs jamais dit : « C'était plus fort que moi. » Oui, notre conscience ne peut rien face à notre inconscient, sauf si nous apprenons à utiliser celui-ci à notre avantage. Surtout ne pas le braquer ni l'attaquer de front. Il faut au contraire lui parler, le prier, le convaincre, avec ses mots bien à lui, pour pouvoir l'infléchir dans le sens voulu, en l'occurrence la minceur. Pour cela, il est essentiel de comprendre comment il fonctionne.

Cinq lois définissent parfaitement notre inconscient.

• *Loi n° 1 : loi de l'imaginaire*

Toute pensée occupant en permanence notre esprit a tendance à devenir réalité et à se transformer, avec le temps, en acte.

C'est pourquoi il faut choisir d'atteindre un résultat, ici la minceur.

Si une femme, disons Lisa, se répète à longueur de journée « je VEUX être mince », cela a peu de chances d'être efficace, car la volonté du mental n'a pas d'effet sur l'inconscient. Pour réussir, il faut qu'elle se projette dans la minceur. Par exemple, Lisa peut imaginer se voir mince dans une vitrine et rencontrer une amie qui la complimente sur sa nouvelle silhouette.

• *Loi n° 2 : loi de l'émotion auxiliaire*

L'intensité d'une suggestion est proportionnelle à l'émotion qui l'accompagne.

Quand une forte émotion accompagne une idée, la réalisation suggestive a toutes les chances de succès, même dans le négatif.

Si Lisa ressent, dans son corps, toute la joie, toute la satisfaction, toute la fierté que lui procurera le fait de se voir mince et d'entendre sa copine s'extasier sur ses nouvelles formes, elle réussira à mincir. Car son inconscient percevra ce qu'elle veut vivre réellement.

• *Loi n° 3 : loi du moindre effort ou loi de l'effort converti*

Dans un conflit entre imagination et réalité ou entre imagination et volonté, c'est toujours l'imagination qui l'emporte.

L'imagination est l'unique moyen de communication efficace avec l'inconscient. Car, à la différence de la réalité ou de la volonté, l'imagination ne nécessite que très peu d'énergie pour atteindre le but fixé. Imaginer n'entraîne pas de dépenses énergétiques, alors que vouloir est un combat contre nous-même et contre nos désirs profonds qui fatigue l'esprit. Entre volonté et imaginaire, le cerveau préférera écouter l'imaginaire.

Si Lisa se met à faire un régime draconien, il y a fort à parier que bientôt, elle abandonnera. Alors, que si elle prend le temps, jour après jour, de s'imaginer mince, elle se donne toutes les chances d'y arriver.

• *Loi n° 4 : loi de la finalité subconsciente*

Une fois le but défini, le subconscient trouve tous les moyens de l'atteindre par lui-même.

Parce qu'elle l'aura habitué à l'idée de minceur et lui aura montré le bénéfice de joie à en tirer, le subconscient de Lisa va tout mettre en œuvre pour obtenir la minceur dont elle rêve, la détournant des voies contraires, la guidant vers les chemins de la réussite.

• *Loi n° 5 : loi d'autosuggestion*

La suggestion, conduite par soi ou par d'autres, n'agit qu'à condition d'avoir été transformée en autosuggestion.

Pour être efficiente, il faut qu'elle s'imprime au plus profond de nous, qu'elle fasse partie de nous, qu'elle soit pleinement acceptée par nous. Si, après des mois de répétitions, nous ne pensons plus à notre rêve ou nous y devenons indifférents, c'est signe que le subconscient a accepté la programmation. Il s'est mis en marche ; il n'y a alors plus qu'à attendre.

Qu'est-ce que le subconscient ?

Je ne pose pas de question.
J'accepte tout ce que tu me donnes.
Je ne fais que ce que l'on me dit de faire.
Je n'ai pas la prétention de changer ce que tu penses, dis ou fais.
J'emmagasine tout dans un ordre parfait, rapidement et efficacement.
Et alors je te retourne le fruit de ce que tu as semé en moi.
Quelquefois, tu me nommes mémoire.
Je suis le réservoir dans lequel se brasse tout ce que ton cœur ou ton esprit a choisi d'y déposer.
Je travaille jour et nuit ; je ne me repose jamais et rien ne peut m'empêcher d'être actif.
Les pensées que tu m'envoies sont catégorisées et classées et mon système de classement n'échoue jamais.
Je suis vraiment le serviteur qui exécute tes ordres sans hésitation ni critique.
Je coopère lorsque tu me dis que tu es « ceci » ou « cela » et j'agis comme tel.
Je suis conforme à l'image que tu as de toi-même.
Puisque je ne pense pas, n'argumente pas, ne juge pas, n'analyse pas, ne questionne ni ne prends aucune décision, j'accepte facilement les impressions.
Je te demande de sélectionner ce que tu m'envoies ; mes classeurs sont confus ; c'est-à-dire que je te demande de supprimer les choses que tu ne désires pas en retour. Quel est mon nom ? Ah ! Je pensais que tu le savais... : JE SUIS TON SUBCONSCIENT.

Margaret White

Au départ, Lisa voulait être mince. Après plusieurs semaines de pratique journalière de visualisations, elle ne le veut plus, elle va le devenir. Car, intérieurement, elle l'est déjà.

La pratique de la visualisation

Entrer en contact avec notre inconscient exige un certain état de relaxation physique et mentale.

Allongée par terre ou confortablement assis sur une chaise, on commence par respirer. La respiration dite ventrale profonde dirigée (ou « respiration diaphragmatique dirigée ») se pratique de la manière suivante : on expire lentement par la bouche en rentrant le ventre et on inspire par le nez en gonflant les poumons et le ventre. On marque un temps d'arrêt de quatre à cinq secondes après l'expiration. En vidant nos poumons, nous imaginons que nous nous débarrassons de tout ce qui est mauvais pour nous, de tout ce qui encombre notre corps et notre esprit : tensions, douleurs, soucis, pensées obsessionnelles, énergies négatives, etc. On évacue, on fait le vide en soi, pour laisser de la place aux images positives que nous allons visualiser.

Une visualisation est toujours fondée sur une image simple, mais qui regorge de détails pour pouvoir s'y projeter. Il faut en quelque sorte se transformer en Mary Poppins : dessiner un paysage et sauter dedans à pieds joints. Souvenez-vous : en compagnie des enfants et de Bert, elle quittait les rues humides de Londres pour se retrouver sur des chevaux de bois qui, rapidement, quittaient le manège pour galoper, à bride abattue, dans la campagne anglaise. C'était le règne de l'imagination, du tout est possible. Eh bien, nous allons faire pareil.

Après avoir respiré pendant plusieurs minutes tel que décrit plus haut, imaginez-vous longiligne, toute mince, légère, dans différentes situations connues (au bureau, face à vos amis, en famille…), mais aussi dans des activités que votre poids vous interdisait précédemment (en maillot sur la plage, escaladant une falaise, faisant du trapèze volant, etc.). Ressentez le bonheur que vous procure votre nouvelle apparence physique. Puis, imaginez des gens sans visage spécifique, des admirateurs inconnus qui vous félicitent pour votre beauté. Ressentez au plus profond de vous la fierté et la satisfaction qui vous submergent. Pratiquez jour après jour pendant plusieurs semaines, en ajoutant toujours plus de détails.

Le soir en vous couchant, vous pouvez aussi vous imaginer vous pesant nu et constater 2 kilos en moins sur la balance (1, 2 ou 3 kilos : à vous de tester quel est le meilleur chiffre pour vous). Ne pensez qu'en images, c'est ce que votre cerveau perçoit le mieux. Ne demandez pas, n'implorez pas, mais vivez dès aujourd'hui – en pensée – ce qui sera demain. Pour que votre corps accepte de changer, il faut d'abord que vous y croyez ! Visualiser le soir, juste avant de se coucher, s'avère particulièrement efficace, l'inconscient disposant de toute la nuit pour intégrer les injonctions de minceur que vous lui avez transmises.

Pour que les visualisations prennent forme en vous, pour qu'elles prennent corps, il est impératif de les répéter cent fois, mille fois. Profitez en plus de toutes les occasions que vous donne la vie quotidienne pour vous imaginer mince, même pendant une seconde. Un exemple : si vous voyez une femme mince devant une vitrine, collez mentalement votre tête sur son corps et ressentez toute la joie que donne un corps de rêve.

On pratique les suggestions positives sans le savoir

Votre enfant vient de se cogner la tête. Il pleure. Pour le consoler, vous mettez votre main sur l'endroit du crâne où il s'est tapé en lui répétant : « Ça va aller, tu vas voir, ça va passer. » Et la douleur passe effectivement : une minute après, il a oublié son « bobo ». Les « bisous magiques » fonctionnent de même : on suggère aux enfants qu'un simple bisou peut soigner. Et ça marche car leur imagination est plus forte que leur conscience de la réalité. Et si vous, vous commenciez à croire que vous serez bientôt mince ? Si vous imaginiez votre silhouette fluide, élancée, libre ?

L'inconscient est ce que l'on veut qu'il soit. À vous de vouloir l'éduquer pour qu'il accepte votre envie de minceur. Pour vous aider à pratiquer la visualisation, j'ai réalisé un CD* dans lequel je vous guide pas à pas sur le chemin du travail imaginaire.

---

1. Pour commander le CD, écrivez à :
Évelyne Gambino
Chemin de la Baume
13190 ALLAUCH

V

APPRENDRE À SE NOURRIR

Comprendre les causes de votre surpoids est une condition *sine qua non* pour maigrir. Mais cela ne suffit pas. Il faut aussi que vous vous penchiez sur votre alimentation. Fort est à parier qu'elle n'est adaptée ni à vos besoins réels ni à votre capacité de digestion. Alors, une nécessité s'impose : remettre les compteurs à zéro ! Si vous voulez que votre métabolisme puisse à nouveau s'exprimer et fonctionner sans effort, je vous propose d'oublier vos habitudes alimentaires et de tester les aliments les uns après les autres. Une fois votre système digestif dépuré, vous saurez quel type d'alimentation convient à vos intestins et à votre balance. Il sera alors temps d'apprendre à se nourrir à bon escient et de veiller à éliminer aux dates propices.

1

REMETTRE LES COMPTEURS À ZÉRO

Vous voulez que votre corps change, le délester de ces kilos qui vous étouffent, alors faites-le-lui savoir ! En parallèle de la déprogrammation de vos conflits de poids, il va falloir lui signaler que vous rentrez dans une nouvelle ère, que désormais vous écoutez ses maux et prenez soin de lui donner ce qui lui convient.

Nettoyez votre appareil digestif

Votre haleine est-elle chargée ? Souffrez-vous de lourdeurs d'estomac, de ballonnements, de colites, de crises de foie, de constipation ou de diarrhée ? Si tel est le cas, ces symptômes vous signalent que votre système digestif est bien fatigué. Normal, après tant d'années d'excès ! Il faut donc l'aider à se guérir, à retrouver une bonne santé. À vous de décider, en fonction de la gravité de vos troubles, mais aussi de votre personnalité, si vous préférez jeûner trois jours, consulter un professionnel de la santé, entamer une cure détoxinante à base d'eau et de plantes, ou les trois à la fois ! Je conseille généralement, pour drainer le foie et le pancréas, des infusions d'artichaut, bardane, pissenlit, camomille et chiendent puis, pour l'élimination rénale, des concoctions de bruyère, épine-vinette, poireau, persil, cerfeuil, oignon, pêche et queues de cerise. Une fois ce premier nettoyage digestif effectué, il vous sera alors possible de passer à l'étape suivante : le test alimentaire.

Venir à bout de la constipation

Ne pas aller à la selle tous les jours présente des inconvénients immédiats – ballonnements, flatulences –, mais aussi à plus long terme. Un transit ralenti, entraînant une mauvaise assimilation et donc une transformation insuffisante des graisses en énergie, se traduit, en effet, par un excès de poids et une fatigue chronique. Cheveux gras, peau à problèmes, douleurs musculaires ou articulaires sont également des conséquences de la faible élimination des toxines. Pour lutter contre la constipation, je vous conseille de consommer moins de viande et plus de fruits et légumes, riches en fibres facilitatrices du transit, sauf si vous souffrez de colite.

Testez chaque type d'aliments

À manger sans faim, dans des proportions excessives, sans respecter vos besoins réels, savez-vous encore ce qui est bon pour vous, bon pour vos papilles et bon pour votre corps ? Alors, je vous propose de tout remettre à plat, d'oublier vos habitudes alimentaires, vos penchants gustatifs et tous les principes nutritionnels et de recommencer à zéro. Je vous invite ainsi à tester les aliments à revivre toutes les étapes nutritives de l'humanité : un beau voyage en perspective, vous ne trouvez pas ?

Ce test se pratique en 9 étapes. En dehors des interludes végétaux, les 8 premières étapes durent trois jours chacune.

1re étape : légumes et fruits

Trois jours durant, consommez uniquement des fruits et des légumes. Vous pouvez manger autant de fois que vous le voulez par jour. Ainsi, vous n'aurez pas faim (ce test n'est pas un régime) et surtout vous vous donnerez la chance de tester le maximum de fruits et de légumes. Les deux premiers jours, ne mangez qu'un seul végétal à la fois. Essayez-le cru (pour retrouver son goût originel), puis cuit. Notez-vous une différence dans l'effet qu'il produit sur vous ? Le troisième jour, déterminez quels végétaux s'associent dans votre esprit de manière positive et ceux dont le mariage est nocif pour vous. Par exemple, les épinards mangés au même repas que des fruits entraînent souvent une mauvaise digestion. Le dernier jour, vous pouvez agrémenter vos légumes d'huile d'olive ou de jus de citron, sans que cela vienne perturber l'expérience. En revanche, pas de vinaigre, ni d'alcool, ni de café sucré, mais des infusions.

2e étape : céréales brutes

À vous maintenant d'expérimenter la digestibilité des céréales. Goûtez au blé tendre, à la graine de couscous et à des céréales plus originales comme l'épeautre, le boulgour, l'avoine, le kamut d'origine égyptienne, le quinoa des Andes, etc. On trouve facilement ces dernières dans les magasins d'alimentation bio ou de diététique. Limitez-vous aux céréales brutes, ne consommez ni pâtes, ni pain, ni aliments raffinés.

3e étape : laitages

Testez sur vous l'effet de l'ingestion de beurre, de crème fraîche, de yaourts et de fromages (essayez les fromages de chèvre, de vache et de brebis ; ceux à pâte molle, à pâte dure et les persillés). De quel laitage et de quelle association tirez-vous le plus d'agrément ?

∗ Interlude : 1 jour de fruits et légumes

Pour pouvoir continuer à tester les aliments, il est nécessaire de nettoyer son corps des denrées précédentes. Sinon vous imputeriez, à tort, la digestion des nourritures de la veille au nouveau groupe alimentaire que vous expérimentez. Une journée de fruits et légumes est un bon moyen pour reposer son appareil digestif et évacuer.

4e étape : viandes

Expérimentez à chaque repas une viande différente. Toutes les viandes, rouges et blanches, crues (sous forme de tartare ou de carpaccio, sans huile) ou grillées, peuvent être mangées à volonté, mais sans leur gras ni matière grasse. À quel moment de la journée digérez-vous le mieux la viande ? Laquelle fait le moins travailler votre appareil digestif ?

∗ Interlude : 1 jour de fruits et légumes pour nettoyer le corps

5e étape : charcuterie et œufs

Consommez tout type de charcuterie, mais toujours sans pain (car vous n'en avez pas encore testé les effets sur vous). Analysez aussi la digestibilité des œufs cuits de différentes façons (à la coque, en omelette, dur, mollet…). Pendant tout le test, veillez à tout cuisiner par vous-même à partir des produits bruts. C'est le seul moyen de vous assurer de ce que vous mangez exactement. Pensez donc à préparer votre repas du midi et à l'emporter au bureau.

* *Interlude : 1 jour de fruits et légumes pour nettoyer le corps*

6e étape : aliments raffinés

C'est le moment de tester le riz, les pommes de terre, les pâtes, le pain, les biscottes, les céréales (au petit déjeuner par exemple) sous leur forme raffinée.

* *Interlude : 1 jour de fruits et légumes pour nettoyer le corps*

7e étape : poissons et crustacés

Vous pouvez manger, à volonté, du poisson cru (carpaccio de thon, tartare de saumon, sashimis à la japonaise), cuit sans matière grasse, fumé (le haddock et le hareng sont servis au petit déjeuner dans les pays nordiques) et même pané. Voyez si les poissons gras (saumon, sardines fraîches, thon, etc.) vous font le même effet que les poissons maigres (cabillaud, sole, merlan...). Assaisonnez de jus de citron si vous préférez. Ces quelques gouttes donneront, en plus, un coup de fouet au foie. Testez aussi les crustacés (crabe, crevette, langoustine, huîtres, coquilles Saint-Jacques, moules, calmars...). C'est peut-être l'occasion d'aller au restaurant et de commander un plateau de fruits de mer, mais sans mayonnaise !

* *Interlude : 1 jour de fruits et légumes pour nettoyer le corps*

8e étape : sandwichs !

N'est-ce pas là la preuve que ce test alimentaire n'est pas un régime restrictif ? ! Pendant trois jours, vous allez vous en donner à cœur joie avec des sandwichs à gogo ! La seule règle est de ne jamais manger le même sandwich.

Le premier jour, je vous suggère trois sandwichs réalisés avec un tiers, voire une demi-baguette (à décider en fonction de votre faim) humectée de quelques gouttes de citron avec, pour le premier, des légumes (au choix et mélangés ou non, tomates, salade, concombre, poivron, endive, courgette crue râpée, betterave...), pour le deuxième, avec du jambon blanc sans couenne et sans beurre et, pour le dernier, avec du poisson (du saumon fumé, par exemple). Le deuxième jour, essayez un sandwich au fromage, un à la viande et un pan bagna. Le troisième jour, un hamburger et, pour les autres, c'est vous qui voyez ! Testez vos sandwichs préférés. Ce jour-là, vous pouvez fourrer votre pain avec tous les ingrédients de votre choix, mais prêtez attention à l'impact des sauces (mayonnaise, béarnaise, ketchup etc.) sur votre digestion.

* *Interlude : 1 jour de fruits et légumes pour nettoyer le corps*

9ᵉ étape : retour à la normale

Mélangez progressivement les aliments les uns avec les autres tout en continuant d'observer leur impact sur vous.

L'objectif de ce test alimentaire est de vous permettre d'examiner les effets – immédiats ou à court terme – des aliments sur votre organisme, mais aussi sur votre psychisme et votre émotionnel. Pour savoir s'ils vous font grossir, vous vous pèserez chaque matin. Maigrirez-vous en mangeant de la viande ou des céréales ? Notez, dans votre carnet de bord, toutes vos variations de poids, dans un sens ou dans l'autre. Inscrivez aussi tous les troubles digestifs (mal au ventre, nausée, remontée acide, brûlure d'estomac) que peut occasionner tel ou tel aliment en particulier ou l'association de deux ou trois d'entre eux.

Faites-vous de la rétention d'eau ? Si oui, après avoir ingéré quel type de denrée ? Indiquez également l'état de vos selles (couleur, odeur, texture). Ce sont de véritables baromètres digestifs (voir encadré p. 163). N'oubliez surtout pas de préciser si vous avez bien dormi, si vous vous êtes levé en forme et de bonne humeur ou, au contraire, vaseux ou irritable et si vous vous êtes ou non senti fatigué dans la journée. Comparez votre appétit ou votre dégoût pour un aliment et l'effet qu'il a sur vous. Constatez-vous que vous avez envie de produits qui vous sont néfastes ? Décrivez le plus précisément possible toutes les réactions physiques et psychiques que vous observez sur vous.

Même si votre corps fonctionne globalement suivant les mêmes règles que les autres, il n'en demeure pas moins unique. Ainsi, ce que certains digéreront aisément sera totalement indigeste pour d'autres. Dans un même atelier, Monique et Alain avaient, par exemple, remarqué que la salade verte leur provoquait des colites, alors que Josiane maigrissait lorsqu'elle en mangeait avec des pommes de terre. Je me souviens aussi de Jérôme qui supportait mal l'acidité des tomates, sauf quand elles provenaient de son jardin ! Chacun réagit aux aliments suivant son métabolisme et la valeur qu'il leur accorde. Au bout de ce test, vous saurez exactement ce qui est bon et mauvais pour vous, vous serez à même d'adapter votre nourriture à votre fonctionnement. Besoin d'être en pleine forme le lendemain matin pour votre rendez-vous professionnel ? Vous choisirez de manger tel aliment. Envie de perdre deux kilos avant de vous mettre en maillot ? Vous ferez une cure de ce produit ou de celui-là. Vous serez enfin aux commandes de votre vie.

Votre entourage va peut-être vous faire douter du bien-fondé de cette méthode. N'écoutez pas leurs conseils nutritionnels. Pour une seule et bonne raison : en faisant ce test alimentaire, vous ne vous en remettez pas à l'avis général, mais à votre propre expérimentation. Si nécessaire, rétorquez-leur que, si les vérités nutritionnelles d'il y a vingt ans ont été par la suite décriées, il existe de fortes chances pour que celles édictées aujourd'hui soient demain dénoncées à leur tour.

Ne craignez aucune carence. Le corps ne se régule pas au jour le jour comme pourraient le laisser croire les fameux « AJR » (apports journaliers recommandés). En l'espace d'un mois, vous aurez mangé une alimentation plus que diversifiée.

N'ayez pas peur d'avoir faim. Car tous les aliments sont à déguster à volonté ! Sentez-vous totalement libres de manger autant que vous le voulez. Ni la quantité ingérée, ni le nombre de prises alimentaires ne sont limités. Vous avez un petit creux en milieu de journée ? Croquez dans le groupe de denrées que vous testez présentement. Ce test est un bon moyen pour déterminer la quantité dont vous avez besoin en fonction de ce que vous ingérez. Généralement, on pourrait croire que la viande ou les céréales calent plus que les végétaux. Mais est-ce le cas pour vous ? Généralement encore, on s'alimente beaucoup le premier jour (par peur de manquer), moins les deux suivants. Voilà une bonne occasion de s'interroger sur ce qui nous pousse à manger…

En faisant cette expérience, vous allez avoir le sentiment de goûter pleinement chaque aliment, comme si vous le découvriez pour la première fois ! Loin du magma alimentaire d'avant, vous percevrez les saveurs uniques de chaque produit de la terre ou de la mer ; votre satiété se manifestera parallèlement à votre plaisir gustatif.

Une fois vos compteurs remis à zéro, le moment d'apprendre à vous nourrir à bon escient sera venu.

Nos selles, véritables baromètres digestifs

Avec une alimentation saine et équilibrée, les fèces sont de couleur uniforme, éjectées facilement mais de manière contrôlée (donc ni trop molles, ni trop dures) et sans odeur. Mais si vos selles sont :

- Trop dures, elles signalent que vous mangez trop ou ne buvez pas assez.
- Trop molles, elles signifient que vous mangez trop peu et obligez votre organisme à fonctionner en sous-régime. Par conséquent, dès que vous ferez un repas normal, il n'y aura pas combustion complète des aliments, mais mise en réserve.
- Malodorantes, elles vous indiquent qu'un des aliments ingérés (ou plusieurs) oblige votre corps à fabriquer plus d'acide que nécessaire ou qu'un aliment fermente dans votre corps, empêchant une digestion normale. Si cet aliment est régulièrement présent dans votre alimentation, cela augmente la prise de poids.
- Colorées, elles peuvent avoir pris la couleur d'un aliment ingéré (comme la betterave). Un mangeur de viande aura des selles foncées ; celles d'un végétarien seront plus verdâtres. S'il n'y a pas de lien direct entre votre alimentation et la couleur de vos selles, consultez un médecin.
- D'aspect argileux, elles témoignent soit d'une insuffisance pancréatique ou de la sécrétion biliaire, soit d'un excès de graisses.
- Trop de gaz émis signalent, pour la médecine chinoise, un excès de feu. Testez les aliments qui vous sont nocifs.

2

Se nourrir à bon escient

Se nourrir à bon escient, c'est donner à son corps ce dont il a besoin. Ni plus ni moins.

Pour cela, il est nécessaire de savoir ce qu'on cherche à nourrir, comment choisir les bonnes sources d'énergie et de quelle(s) manière(s) manger juste : juste ce qu'il faut, quand il faut et comme il faut.

Nourrissez le bon niveau

Chaque être humain est formé d'un corps, d'un esprit et d'un cœur. Ces trois composantes doivent être nourries tout au long de notre vie. Les nourritures terrestres viennent alimenter le corps ; les nourritures intellectuelles voire spirituelles approvisionnent notre esprit et les nourritures affectives ravitaillent notre cœur. Ces trois types de nourriture ne peuvent se substituer les unes aux autres. Une déclaration d'amour ne vous apportera pas les nutriments dont vous avez besoin ; de même, une viennoiserie ne comblera pas votre curiosité intellectuelle. Cela semble évident et pourtant... N'avez-vous jamais mangé pour tromper votre ennui, noyer votre chagrin, calmer vos nerfs ou étouffer une colère ? Si, bien sûr !

Trop souvent, nous utilisons l'alimentation à d'autres fins que celles de permettre à notre corps de fonctionner. Mais manger par défaut de plaisir intellectuel ou par excès d'émotionnel ne nourrit ni notre esprit, ni notre cœur. On peut être tenté de le croire mais c'est un leurre. De plus, si vous pensez que votre colère ou votre solitude vont s'évanouir parce que vous vous remplissez de nourriture, vous vous trompez : dans la réalité, vous les entretenez. Il faut donc remettre à leur place nos besoins et y répondre de manière adéquate. Si vous vous sentez seul, ne mangez pas, mais appelez votre meilleur ami et partagez avec lui ou elle vos inquiétudes, votre mal de vivre. Pareillement, si vous êtes en colère, ne mordez pas dans la première tablette de chocolat venue, mais poussez un cri de rage, allez taper dans un ballon ou faites un footing. Demandez-vous toujours ce que vous souhaitez nourrir lorsque vous êtes poussé vers le frigo. Est-ce bien votre corps ? Êtes-vous sûr qu'il crie famine ? De manière à pouvoir gérer le problème réel, sachez reconnaître ce qui se passe en vous, la véritable nature de vos ressentis. Si vous déplacez votre problème sur la nourriture, vous serez peut-être soulagé dans l'instant, mais vous ne réglerez rien. Pire, vous accentuerez un autre de vos problèmes : celui du poids.

Il est essentiel de détecter l'origine du signal. Provient-il de votre tête, de votre cœur ou de votre corps ? Je dois ici préciser qu'on ne peut nourrir en même temps les trois parties qui nous composent. Les amoureux en témoignent : lorsque l'amour les anime, ils perdent généralement la sensation de faim. Vous avez dû, vous aussi, constater que parfois vous faites passer au deuxième rang les nourritures terrestres : lorsque vous [illegible] nez à un travail passionnant, vous ne voyez [illegible] l'heure du déjeuner ; ou dans un dîner entre amis, pris par les conversations, vous savez à peine ce que vous avez ingurgité. Votre esprit s'est détourné de l'acte alimentaire pour se rassasier d'idées, d'amitié, d'échanges, de rires. Alors, tout particulièrement pendant cette période d'apprentissage d'un juste rapport à la nourriture, consacrez-vous, à l'heure des repas, essentiellement aux plaisirs de bouche. Le sujet de ce livre n'est pas spécialement la nourriture, je vous signalerai donc sans m'y attarder que chaque aliment a trois valeurs symboliques : la valeur culturelle ou nationale, celle du terroir auquel il appartient – c'est-à-dire l'image à laquelle il est associé dans sa région d'origine – et la symbolique familiale – qui signale ses conflits ou ses forces.

Il suffit de découvrir à laquelle des trois symboliques sont associés les aliments que vous consommez avec excès pour définir pourquoi et en quoi ils vous sont utiles ou nocifs.

Comme vous le voyez, ni nos goûts ni nos envies alimentaires ne sont neutres, ils reflètent ce que nous sommes, ce que nous pensons, et ce dont nous avons besoin. Là encore, nous ne mangeons pas en fonction des besoins et des goûts réels de notre corps, notre alimentation est dirigée par notre esprit qui régule, résout, répare, ou entretient les conflits à travers elle.

Il est bien entendu que tout cela n'influe sur votre poids que lorsque vous êtes dans l'excès ou le refus d'un aliment.

Choisissez bien ses sources d'énergie

Sur le plan moléculaire, l'approvisionnement en énergie provient des lipides, protides et glucides contenus dans nos aliments. Chacune de ces molécules organiques joue un rôle particulier.

- Les lipides (beurre, huiles, crème fraîche) favorisent la souplesse dans le mouvement physique et cérébral. C'est, de manière imagée, l'huile que l'on met dans les rouages afin qu'ils puissent tourner aisément. Ils représentent donc aussi le contact, la communication.

Il convient donc de les privilégier au petit déjeuner et au déjeuner pour enclencher la journée. Rien ne sert, en revanche, de les consommer au dîner puisque la nuit est consacrée au repos.

- Les protides (œufs, viande, poisson et protéines végétales) ont un rôle de réparation des tissus, de la structure.

Les protéines (sauf viande rouge et fromages) devraient être consommées de préférence en fin de journée pour réparer les dégâts subis par le corps durant la journée. Ainsi, toute la nuit, alors que le corps est au repos, cette énergie réparatrice apportée par les protides peut être utilisée à plein rendement.

- Les glucides (riz, pâtes, céréales, pommes de terre) apportent de l'énergie aux muscles et au cerveau. Ils permettent de réfléchir, remettre les idées en place, prendre la bonne décision.

Pris au petit déjeuner et au déjeuner, les glucides permettront d'acquérir suffisamment d'énergie pour tenir toute une journée « normale ». Nul besoin d'activer notre capacité énergétique avant de plonger dans les bras de Morphée. Sauf si vous courez le marathon. Alors, vous participerez à la grande « pasta party » de la veille et vous déjeunerez de riz au lait.

Vive les bonnes graisses !

Nous sommes entrés, depuis le début du XXIe siècle, dans une ère de lipophobie. Après le sucre, c'est au tour des graisses d'être conspuées. Bientôt, nous aurons tellement fait la chasse aux lipides pour ne pas grossir que nous serons déficitaires en acides gras mono-insaturés et poly-insaturés, alors que « ces bonnes graisses » diminuent les risques cardio-vasculaires. Et nous aurons de sérieux problèmes d'immobilisme.

La nourriture pourvoit notre organisme en calories et nutriments, indispensables à notre bon fonctionnement physique, intellectuel, émotionnel et affectif. Ce qui veut dire que nous ne devons pas manger seulement en fonction de nos dépenses physiques, mais également en fonction de l'effort intellectuel fourni et, j'insiste là-dessus, de l'intensité des émotions vécues dans la journée. Ainsi, si vous avez subi de lourdes remontrances de la part de votre patron ou de votre conjoint, vos besoins en nourriture ne seront pas ceux d'un jour paisible, vous devrez privilégier les aliments de réparation, donc les protéines. Si, en revanche, vous avez rendez-vous avec votre patron pour demander une augmentation de salaire, il sera judicieux de consommer, lors du repas précédent, des glucides pour faciliter la réflexion et des lipides pour pouvoir passer à l'action. Tant qu'une personne prépare ou espère une action, un changement, elle sera portée à manger gras.

Mangez juste

Voici quelques conseils pratiques qui vous seront très utiles pour apprendre à manger au plus juste.

• *Faites la différence entre faim, appétit et pulsion*

Mangez-vous par faim, par envie ou par pulsion ? La faim, que nous signalent crampes d'estomac, bâillements, gargouillis, sensation de froid ou de fatigue, nausées, maux de tête, correspond au *besoin physiologique* de faire le plein de calories et de nutriments pour que notre organisme puisse continuer à fonctionner. Avec l'appétit, il n'est plus question de nécessité, mais de plaisir. Sentir les odeurs d'une viande qui mijote, voir des gâteaux dans la vitrine d'un pâtissier, penser à son plat préféré, voilà de quoi nous ouvrir l'appétit, même sans faim véritable. L'appétit vient aussi en mangeant : quand c'est bon, on en veut toujours plus. Aiguisé par nos sens, l'appétit relève du *désir* de manger. La pulsion alimentaire, celle qui nous fait dévorer une tablette entière de chocolat, n'est ni liée à la faim, ni à l'appétit. C'est un *transfert*, une compensation, le besoin irrépressible de se remplir, d'anesthésier ses émotions, de supporter la frustration ou de se rassurer. Enfin, le *besoin de se soulager* de troubles digestifs peut inciter certains à manger. Ainsi, les dyspepsiques, qui souffrent d'un excès de sécrétion d'acide chlorhydrique, calment leurs douleurs abdominales en absorbant régulièrement de petites quantités de nourriture. D'autres grignotent tout au long de la journée pour éloigner les nausées et les vomissements qui suivent les repas. Enfin, nombreux sont ceux qui règlent leur hypoglycémie due à une sécrétion trop importante d'insuline en mangeant un petit gâteau, ce qui fera remonter leur taux de sucre dans le sang et déclenchera à nouveau une production d'insuline, qui donnera l'envie d'un deuxième biscuit et ainsi de suite. Prenez conscience de ce qui vous pousse à manger.

Sortez de la routine !

Pour retrouver la faim, il faut cesser de manger par habitude, tels des automates alimentaires. Ponctuellement, bousculez votre métabolisme, déroutez-le, faites de la nourriture un jeu en même temps qu'un plaisir, une règle de vie en même temps qu'une fantaisie. Car notre organisme fonctionne comme une horloge : à heures fixes, il sécrète des sucs gastriques pour nous signaler qu'il est temps de passer à table ! Ce que nous ingérons alors, par la force de l'habitude, se transforme en graisse puisque, aucune carence ne s'est réellement manifestée. Alors, changez de temps en temps vos horaires de repas ou même sautez un repas. Modifiez le sacro-saint ordre alimentaire : entrée – plat – dessert. Ne mangez qu'un seul plat (une soupe, par exemple), que des crudités ou que des fruits ou encore uniquement des crêpes sucrées même s'il est 20 heures. Remettez en cause les règles nutritionnelles à la mode pour savoir si elles vous conviennent vraiment. Découvrez de nouveaux produits, lancez-vous dans la cuisine exotique. Bref, surprenez votre corps dans ses attentes, sortez-le de son train-train. Donnez-lui la chance de découvrir ce qui lui plaît et de dire ses besoins. Une fois que vous aurez adapté votre mode alimentaire à vos besoins personnels, n'y dérogez plus. Conservez les mêmes règles (en termes de denrées, de quantité, d'horaires). Le chaos doit toujours être suivi par le calme et l'ordre. Sinon votre inconscient ne s'y reconnaîtrait plus. Après la remise à zéro des compteurs, ne redonnez un petit coup de fouet à votre métabolisme que de temps en temps, juste pour l'empêcher de s'assoupir.

Étanchez votre soif en buvant

Peut-être parfois ne mangez-vous pas par faim, mais par soif. Cela vous étonne ? Et pourtant, qui de vous ressent dans la journée la nécessité impérieuse de boire de l'eau ? Buvez-vous par automatisme à table, un point c'est tout ? Sachez que nous perdons tous quotidiennement, par la respiration, l'urine et la sueur, environ 3 litres d'eau. Pour le bon fonctionnement de notre organisme composé à 70 % d'eau, il est impératif de compenser ces pertes hydriques par une entrée équivalente. Nous le faisons de deux manières : en puisant l'eau contenue dans les aliments et en buvant. Comprenez bien que si vous ne buvez pas suffisamment d'eau dans la journée, votre corps, en quête de ce liquide vital, vous poussera à manger pour s'en procurer. Il vous réclamera d'absorber une grande quantité alimentaire, ce qui l'amènera à utiliser une partie de l'eau pour digérer, le mettant à nouveau en déficit hydrique. Et la boucle est bouclée : vous serez amené, si vous ne buvez pas suffisamment, à toujours manger plus pour vous réapprovisionner en eau. Votre faim apparente cachera en fait votre soif. Notez que certains plats augmentent nos besoins en eau – les grillades, les viandes rôties, les pizzas, les mets salés ou épicés – et le tabac. Alors, n'hésitez pas à boire tout votre soûl !

Les personnes ayant vécu au contact d'alcooliques doivent être encore plus vigilantes. Car, dans leur enfance, elles ont dû entendre à maintes reprises des injonctions du style « arrête de boire ! », « tu bois trop », « ne bois pas tant ! ». Parce qu'il n'est pas précisé que c'est d'alcool qu'il s'agit (le mot n'est pas prononcé), vous aurez acquis une interdiction silencieuse de boire tout court. Même de l'eau. Inconsciemment, pour ne pas transgresser cet interdit, vous mangerez pour boire. Vous comprenez maintenant que boire lorsque votre corps le réclame permet de manger moins.

Suivez votre rythme

Même si la vie en société nous impose trois repas par jour, dites-vous bien que, dans la nature, il n'existe pas de règle générale. Certains grossiront avec deux repas quotidiens, alors que d'autres maigriront en mangeant à cinq reprises. Le petit déjeuner ne devrait, en aucune manière, être une obligation (moi, il me fait systématiquement grossir). Le repas de la veille au soir peut s'avérer trop lourd et sa digestion inachevée. Ou repu du repos de la nuit, vous pouvez être plein d'énergie pour entamer à jeun votre journée. Un simple verre d'eau tiède agrémentée de quelques gouttes de citron suffira alors à mettre la machine en route. La seule loi que nous devrions suivre consiste à manger au moment où nous avons faim et où nous sommes le mieux à même de digérer.

Ne vous forcez pas à manger si un choc émotionnel vous coupe l'appétit ou vous noue l'estomac et si vous êtes malade. Vous ne subirez aucune carence : grâce à nos réserves, on peut jeûner jusqu'à quatre semaines sans désagréments majeurs. Et, libéré de l'énergie qu'il doit déployer pour digérer, votre corps pourra plus aisément encaisser le choc, se battre contre les microbes ou encore donner le meilleur de lui-même pour accomplir une activité. C'est pour cette raison qu'autrefois le gros repas était cantonné au dimanche midi. Ainsi, pendant les jours travaillés, le corps, plus léger, pouvait pomper toute l'énergie nécessaire aux travaux des champs ou de l'usine.

Aujourd'hui encore, trop manger se révèle un frein aux performances professionnelles. Lourd, on travaille toujours moins bien. L'alimentation doit vous donner des ailes, non vous donner envie de dormir !

Tenez compte aussi de votre âge pour adapter votre alimentation. Alors que les enfants et les adolescents dévorent généralement sans prendre un gramme parce qu'ils sont sans cesse en mouvement, à l'âge mûr, on a tendance à grossir. Car, malgré une activité physique moindre, nous ne diminuons pas nos apports caloriques. Un conseil : à chaque dizaine qui passe, réduisez légèrement votre alimentation.

Devenez gourmet

Les repas sont faits pour manger. Cela vous semble évident. Alors pourquoi mangez-vous en regardant la télé ou en lisant le journal ? À l'heure des repas, concentrez-vous uniquement sur votre alimentation. Vous en tirerez plus de satisfaction. Votre repas aura plus de goût, vous mettrez moins de temps à être rassasié, ce qui vous amènera à moins manger.

Veillez aussi à éviter à table les disputes, remontrances ou interrogatoires. Faites une trêve : oubliez les sujets qui fâchent, ne pressez pas vos enfants de questions sur leur journée à l'école ou sur leurs notes, et surtout cessez de les harceler avec les bonnes manières. Un repas devrait être pris dans une ambiance légère. Faites un jour le test de manger en silence ; vous percevrez alors toutes les saveurs des plats que vous dégusterez et vous vous sentirez très rapidement rempli.

Prenez exemple sur les vrais gastronomes. Notez comme ils mangent lentement, cherchant à détecter toutes les flaveurs qui viennent chatouiller leurs papilles. Ils ne se goinfrent pas, mais savourent. Ils sont entièrement concentrés sur ce qui se trouve dans leur bouche, qu'ils n'ouvrent que pour y placer une nouvelle bouchée ou pour commenter la qualité du produit, la justesse de la cuisson, la réussite des associations alimentaires. Devenez, vous aussi, un gourmet : mangez toujours comme si plus rien d'autre ne comptait à ce moment-là. Le bien-être que procure l'alimentation nécessite une attention exclusive. Votre corps le mérite.

• **Savourez les plaisirs de la table**

Savez-vous pourquoi nous aimons tant aller dans les grands restaurants ? Parce que tout y est beau, tout y est bien, tout y est bon ! Tout nous procure du plaisir : le cadre, la table joliment dressée, la présentation artistique des plats, le goût subtil des mets, un service soigné, etc. A contrario, manger sur le pouce sur une aire d'autoroute ne nous laisse jamais de souvenir impérissable ! Pour retrouver la satisfaction d'un bon repas, transformez l'obligation de se nourrir en moment de fête. Fuyez les restaurants bruyants, détendez-vous quelques instants avant de passer à table – le bruit et le stress sont nuisibles à la digestion – et savourez. À chaque repas, mettez tous vos sens en émoi : que la vue d'un plat esthétiquement bien présenté vous ravisse, que les odeurs qui s'en dégagent vous enivrent et que vos papilles soient transportées ! Chez vous, dressez une jolie table, allumez des bougies, sortez le grand jeu. C'est bien ce que vous faites lorsque vous recevez vos proches, non ? Alors, pourquoi ne pas le faire aussi pour vous ? Nourri des plaisirs de la table, vous aurez moins besoin de manger.

Pensez à remercier, en pensée ou à voix haute, les animaux qui ont donné leur vie pour vous nourrir, mais aussi les hommes et les femmes qui, par leur travail, vous permettent de savourer tant de bons mets : l'agriculteur, le boulanger, l'éleveur, le pêcheur, le vigneron. Imaginez-les en train de vous servir, comme si vous étiez roi ou reine. Soyez reconnaissant de pouvoir profiter d'une telle abondance. Autrefois, avant chaque repas, on remerciait le Seigneur de nous « donner notre pain de ce jour ».

- **Soyez rassasié, non gavé**

Quinze minutes d'ingestion environ sont nécessaires pour ressentir la satiété. Donc, pour se sentir rassasié sans dépasser sa faim, il faut manger len-te-ment. Plus vous mastiquerez, moins vous mangerez. Alors, j'ai envie de vous dire : « Buvez vos aliments ! » D'autant plus qu'en disséquant vos aliments, en les mâchant et en les imprégnant de salive encore et encore, vous allégerez le travail de l'estomac qui s'en trouvera ravi. Après un repas, votre estomac devra être rempli d'un tiers d'eau, d'un tiers d'air et d'un tiers d'aliments.

La satiété ne se signale qu'une fois votre ventre bien rempli. N'attendez donc pas que le réservoir déborde pour cesser de mettre du carburant. Anticipez ! Encore une fois mangez lentement, reposez régulièrement votre fourchette dans votre assiette, accordez-vous une courte pause entre deux plats. Ne finissez pas systématiquement votre assiette, comme on vous l'a enseigné. Dites-vous, au contraire, que vous laissez une part pour le pauvre et une pour le chien : c'est un bon moyen de déculpabiliser. Si, au début de cette pratique, la faim vous surprend dans l'après-midi, prenez une collation – une pomme, un yaourt – et ne vous inquiétez pas, quelques ajustements sont parfois nécessaires pour trouver son rythme de croisière.

Pensez que le but de votre repas est de faire le plein énergétique, non de remplir le réservoir jusqu'à débordement. Alors, si vous n'avez pas encore fini de digérer le repas de la veille, n'en rajoutez pas ! Vous allez me dire : « Mais, j'aurai faim à 10 heures ! » Peut-être, mais pourquoi déjeuner à 7 heures si vous n'êtes affamé qu'en milieu de matinée ? Apportez plutôt un petit casse-croûte (une pomme, une tranche de pain, voire un pain au chocolat) et mangez-le quand vous en avez réellement besoin. Mettez juste ce qu'il faut de carburant dans votre réservoir corporel.

Maintenant que vous savez comment bien manger, voici venu le temps de s'interroger sur comment bien éliminer.

3

ÉLIMINEZ !

Notre organisme se régule au jour le jour, mais également mois après mois. Pour l'encourager à éliminer cette surcharge graisseuse dont nous ne voulons plus, il est judicieux de se caler sur son rythme d'assimilation et d'élimination, mais aussi d'apprendre à éviter de stocker sa graisse, ses objets personnels, ses peines et ses ressentiments. C'est l'étape « vide-grenier ».

Éliminez en fonction de la lune

Peut-être serez-vous étonné d'apprendre que, comme la nature, nous subissons l'attraction lunaire. Et pourtant notre circulation sanguine (artérielle, veineuse, capillaire), notre circulation lymphatique ainsi que notre système hormonal (géré par la glande hypophyse) sont totalement sous l'influence des cycles lunaires. Ce n'est d'ailleurs pas par hasard si le cycle menstruel compte vingt-huit jours, le temps d'une révolution lunaire.

La lune connaît deux phases, de quatorze jours chacune : une phase décroissante, de la pleine lune à la nouvelle lune, et une phase croissante, de la nouvelle lune à la pleine lune. Nous aussi : une phase d'élimination lorsque la lune décroît, une phase d'assimilation lorsqu'elle croît. En deux mots, nous avons tendance à grossir et à maigrir en même temps qu'elle !

De la pleine lune à la lune corissante, il est fréquent que nous prenions du poids. À cette période, le foie travaille à plein régime pour assimiler la nourriture que nous lui donnons, il fatigue donc plus vite et le filtre hépatique s'encrasse. Ralentissant son rythme au bout de quelques jours de travail intense, il peut provoquer des prises de poids spontanées, des migraines, des ballonnements. Il faut donc nettoyer le foie et les organes d'assimilation le jour de la pleine lune. De la pleine lune à la nouvelle lune, il ne reste qu'à chasser et brûler les graisses, puis à mincir. Mais la pleine lune a saturé les tissus d'eau et les reins doivent travailler d'autant plus pour l'éliminer que le foie a ralenti son action et que les toxines sont plus nombreuses. En lune décroissante, et pendant quatorze jours, les organes d'élimination travaillent plus que les organes d'assimilation. Les reins s'encrassent et ils doivent être nettoyés à leur tour pour éviter rétention d'eau, œdème, cellulite, toxines, etc. Il faut donc désintoxiquer les reins en nouvelle lune.

Désencrasser le filtre hépatique et le filtre rénal à intervalles réguliers s'avère nécessaire pour empêcher graisse et cellulite de s'installer.

Pour maigrir plus vite et sans trop d'efforts – ce que nous voulons tous ! –, adoptez le « régime de la lune », une vieille recette de grand-mère très efficace ! Il suffit de se traiter deux jours par mois, au moment du changement de lune. Mais, attention, cette cure toute simple, à base d'infusion et de soupe, ne supporte aucune dérogation.

Pendant cette période, il ne faudra pas, sous prétexte de l'anniversaire de votre fille ou d'un important déjeuner d'affaires, sortir du cadre fixé. Deux jours, ce n'est pas grand-chose, non ?

• Phase d'élimination

Le jour de la pleine lune, contentez-vous d'une alimentation liquide : un café au petit déjeuner, puis dans la journée et, à volonté, du bouillon de légumes, voire de la soupe de légumes bien mixée (faites maison ou industrielle, peu importe) et 1,5 litre d'eau mélangée à une préparation de plantes biologiques de pissenlit, alkékenge, camomille et chiendent (3 gouttes du mélange Pleine Lune* multiplié par votre poids). Ces plantes ont pour vertu de nettoyer le filtre hépatique et d'éviter ainsi que ne s'installent graisse et cellulite.

De la pleine lune à la nouvelle lune, vous allez vous faire plaisir car vous allez éliminer ! Vous allez rejeter l'eau superflue, perdre du volume, maigrir. En éliminant rapidement, vous aurez davantage envie de faire des efforts dans la deuxième partie du cycle.

• Phase d'assimilation

Le jour de la nouvelle lune (c'est-à-dire quatorze jours après la pleine lune), il faut reprendre l'alimentation liquide du jour de la pleine lune (café le matin et bouillon ou soupe de légumes dans la journée) à une variante près : l'infusion se prépare avec le mélange Nouvelle Lune* composé de bruyère, d'épine-vinette et de queues de cerise. Ces plantes sont remarquables pour leurs

* Les mélanges Pleine Lune et Nouvelle Lune sont disponibles en herboristerie.

propriétés diurétiques et dépuratives du rein. Votre système rénal requinqué aura ainsi suffisamment d'énergie pour ne pas entraver le travail du foie et éliminer les déchets dans la phase décroissante suivante.

Il est à signaler que les personnes en surpoids peuvent constater une inversion de leurs phases d'assimilation et d'élimination. Chez certaines femmes, les règles arrivent ainsi en lune croissante alors qu'elles devraient se situer en période décroissante puisqu'il s'agit d'une période d'élimination. Normal, un corps surchargé de manière excessive depuis de nombreuses années ne fonctionne plus normalement. Cependant, il faut impérativement suivre la cure dans l'ordre défini ci-dessus, même si elle ne porte pas ses fruits au début. Car, après quelques mois de pratique, les organes finiront par retrouver leur fonctionnalité naturelle et pourront ainsi faciliter l'élimination.

Élimination : l'atout féminin

Les femmes, avant la ménopause, ont une chance supplémentaire d'élimination grâce à la menstruation. Les règles participant d'un phénomène d'élimination et de purification, il est facile de perdre un ou deux kilos chaque mois. Pour cela, il convient, le temps du cycle, de manger des aliments saturés en eau pour ne pas fatiguer le corps. Dans le même temps, travaillez, deux à trois jours à l'avance, sur des images mentales pour que le poids reste stable pendant le temps d'indisposition (par exemple, voir sur la balance que le poids est inchangé malgré les règles). Et soyez vigilante les quatre-cinq jours qui suivent : pour ne pas reprendre les kilos perdus, limitez les produits lourds. Lorsque le corps aura pris l'habitude de ne plus gonfler et prendre du poids, vous pourrez lui envoyer l'image de votre balance avec 2 kilos de moins que d'habitude et, en trois à quatre fois, vous serez en réelle période d'élimination : vous perdrez du poids à chacune de vos périodes menstruelles.

Cellulite : que faire ?

S'il s'agit en apparence d'une simple rétention d'eau, la cellulite est, en fait, un problème beaucoup plus complexe. Vouloir le résoudre uniquement avec des diurétiques est un leurre. Le résultat est, certes, immédiat (l'eau s'en va), mais, elle revient encore plus vite ! En général, on reprend un peu plus que ce que l'on a perdu. Si vous voulez venir à bout de votre cellulite, il faut bien sûr éliminer l'eau (en lune décroissante), mais aussi rééquilibrer son système hormonal, améliorer le fonctionnement du foie et du pancréas et retrouver un parfait équilibre nerveux.

Éliminez dans tous les sens

• *Faites marcher votre corps*

Marchez d'un pas rapide, ne serait-ce que dix minutes après le repas, pour remettre en route toutes les énergies qui sont au ralenti à cause de la digestion. Si vous marchez, les apports caloriques sont immédiatement utilisés et non pas mis en réserve, comme c'est le cas si, après votre repas, vous reprenez votre activité sédentaire de bureau ou allez vous coucher. Veillez ainsi à ne pas dîner trop tard pour rester actif pendant la digestion. Ainsi, il est préférable de manger vers 18-19 heures, et même plus tôt, si vous avez un petit creux. Mieux vaut un bon repas pris à 17 h 30 qu'un grignotage suivi deux heures plus tard du dîner ! Vous aurez ainsi moins mangé, vous éliminerez plus et vous aurez l'appétit ouvert pour votre petit déjeuner du lendemain. Et vous profiterez pleinement de votre longue soirée, comme nos amis anglais. En revanche, lorsque l'été arrive, dînez plus tardivement, autour de 20 h 30 (mais pas plus tard que 21 heures).

• *Dégraissez !*

Le processus de constitution de graisses de réserve est directement lié à la sécrétion d'insuline par le pancréas. L'insuline a pour fonction de faire pénétrer le glucose (c'est-à-dire le sucre) dans les tissus de l'organisme, soit pour satisfaire les besoins énergétiques immédiats du corps, soit pour constituer des réserves de graisse si le glucose arrive en excédent. Lorsque vous prenez un croûton de pain, l'amidon qu'il contient est métabolisé en glucose ce qui entraîne une augmentation du taux de sucre dans le sang, puis une production d'insuline. Lorsque vous mangez une tartine de pain beurrée, le même processus se met en route, à la différence près que le lipide se retrouve dans le sang sous forme d'acides gras. Si le pancréas est en parfait état de marche, la dose d'insuline qu'il sécrétera sera en proportion de la quantité de glucose à traiter. Si, en revanche, le pancréas est fatigué (ce qui est souvent le cas chez les personnes en surpoids), la quantité d'insuline sera supérieure à celle nécessaire pour traiter le glucose. Au lieu d'être évacuée, une partie de l'énergie du lipide sera ainsi stockée en graisses de réserve. Alors, deux conseils : suivez une cure dépurative au printemps et à l'automne (cure de raisin par exemple) et ne mangez des glucides qu'un repas sur trois, de manière à obliger le corps à puiser dans son stock graisseux.

• *Pensez « élimination »*

Chaque fois que vous buvez, dites, comme dans une publicité célèbre d'eau minérale, « buvez, éliminez ! » en ajoutant « j'élimine, j'élimine ! » tout en secouant légèrement vos hanches ou votre corps pour accompagner physiquement votre suggestion. Ressentez le plaisir que vous procure cet acte d'élimination.

Listez toutes les occasions d'élimination : mise à la poubelle des déchets alimentaires, jetage des papiers dans la corbeille, vidage des liquides dans l'évier, etc. Et, chaque fois, répétez « éliminons, éliminons » tout en pensant que vous et votre corps, vous vous débarrassez du superflu, de l'inutile et en visualisant que vous déchargez vos épaules du poids en trop ou que vous retirez de vos cuisses une partie de leur surcharge pondérale. Pour être efficace, cette élimination réelle et imaginaire doit être répétée plusieurs fois par jour. Jetez un maximum de choses : les vêtements que vous adoriez lorsque vous portiez une taille 38, les souvenirs jaunis par le temps que vous gardez au fond d'un placard, le service de table dont vous ne vous servez plus depuis des lustres, et tous les objets que vous conservez « au cas où ». Bref, éliminez à tous les niveaux pour faire peau neuve. En apprenant à ne plus stocker, vous apprendrez à éliminer. Et lorsque le processus deviendra un automatisme, vous éliminerez même votre graisse.

• *Ne stockez pas vos émotions négatives*

Après une dispute, une grosse colère ou tout autre bouleversement émotionnel, ne vous ruez plus sur la première compensation alimentaire venue (généralement du sucré si vous ressentez de la détresse et un besoin de protection, du salé si vous avez envie de combattre ou de ruminer votre rancœur). Arrêtez tout ce que vous faites et, après avoir bu un grand verre d'eau fraîche, éliminez tout de suite par voies urinaires. En urinant, soufflez fort, mais lentement, et visualisez que vous évacuez hors de vous ces émotions bouleversantes. Ainsi, vous vous nettoierez de l'intérieur. Au repas suivant, privilégiez les protéines bien sûr, mais aussi les fruits et les légumes qui regorgent d'eau (melon, poire, pêche, tomate, champignon). L'eau est le premier nettoyage cellulaire.

En vous nourrissant mieux et en en éliminant plus, l'acte de manger va devenir ce qu'il aurait toujours dû être : le moyen quotidien de rester en bonne santé tout en s'accordant du plaisir.

VI

MIEUX VIVRE AVEC SON CORPS

Après avoir apprivoisé la nourriture et votre système digestif, le temps est venu de redécouvrir votre corps, de ne plus le considérer comme votre pire ennemi, mais comme votre meilleur allié. Maintenant, il vous faut apprendre à pleinement utiliser vos sens, votre souffle et votre énergie.

1

L'APPROCHE SENSORIELLE : RÉVEILLER SES SENS

Pour appréhender le monde extérieur, il faut d'abord le voir tel qu'il est. Seuls nos cinq sens nous en donnent l'occasion. Si nous n'analysons qu'avec notre mental, nous sommes dans l'interprétation. Car notre cerveau juge de tout ce qui nous arrive en fonction de ce que nous avons précédemment vécu. Fondée uniquement sur l'expérience passée et sur la mémoire cellulaire, l'analyse est faussée. C'est pour cette raison que, souvent, nous ne faisons que répéter les mêmes erreurs. Désormais, il va falloir utiliser avec innocence – c'est-à-dire sans jugement préconçu –, les informations que vous envoient vos sens. Pour cela, vous allez leur laisser le temps de percevoir votre monde environnant et non plus appréhender ce dernier en quelques microsecondes avec conclusion à l'appui. Lorsque tous vos sens seront ouverts et neutres, vous pourrez enfin entendre votre corps réclamer à boire et votre estomac crier famine. Vous serez capable de savoir que vous avez faim maintenant, non pas par habitude ou par anticipation d'un repas tardif, mais par besoin physiologique. La perception sensorielle vous permettra d'être, non plus dans le passé ou l'avenir, mais ici et maintenant, dans la réalité présente, la seule véritable.

Des sens sous-utilisés

Par l'intermédiaire de nos cinq sens, notre système nerveux capte et interprète en permanence les stimuli extérieurs. Avec 70 % des récepteurs sensoriels de l'organisme situés dans les yeux, *la vue* est, sans nul doute, le sens le plus développé chez l'être humain. Mais, combien d'entre nous sont aptes à donner la couleur exacte des yeux ou des cheveux des personnes rencontrées il y a seulement une heure ? De même, *l'ouïe* perçoit un nombre très important de sons, mais qui peut distinguer la vibration de chaque instrument dans un orchestre symphonique ?

Avec plus de 200 récepteurs sensoriels par centimètre carré de peau (soit environ 40 000 au total), chaque être humain perçoit les agressions de l'extérieur (le froid, la chaleur, la pollution, les coups, la présence de produits dangereux comme du verre brisé, etc.), mais aussi ses bienfaits (les doux rayons du soleil au printemps, la légère brise en pleine chaleur, les caresses, les baisers…). L'intégralité de notre corps est susceptible d'être touché et de *toucher*. Hélas, peu d'entre nous connaissent, en dehors du conjoint et des enfants, le plaisir du contact tactile. Attardons-nous maintenant sur *le goût* et *l'odorat*, deux sens intimement liés, les premiers que nous développons enfant. C'est, en effet, par l'odeur que le bébé est attiré jusqu'au sein de sa mère pour le téter et par la bouche qu'il découvre un peu plus tard les objets qui l'entourent (les bébés mettent tout à la bouche). L'odorat permet littéralement de sentir son environnement, c'est-à-dire de savoir si le lieu ou la personne nous sont agréables, favorables, ou non. Sentir : « Comment te sens-tu ? », « je sens bien ce projet », « j'ai senti le danger », « je ne peux pas la sentir », autant d'expressions françaises qui témoignent de l'importance des sensations olfactives. De l'odorat dépend à 80 % le goût, raison pour laquelle les aliments paraissent sans saveur lorsqu'on a le nez bouché. À eux deux, ces sens permettent de déterminer l'innocuité ou la nocivité des substances ingérées. La plupart des 10 000 récepteurs sensoriels gustatifs sont situés sur la langue – ce sont les fameuses papilles – et sont stimulés par les substances chimiques contenues dans les aliments et dissoutes par la salive. D'où l'importance, pour percevoir pleinement les saveurs d'un plat, de mâcher longuement. En accroissant la sécrétion de salive dans la bouche et de suc gastrique dans l'estomac, le goût facilite la digestion. Pour « avoir l'eau à la bouche », il est donc préférable d'éviter les mets insipides ou la goinfrerie et déguster une cuisine goûteuse. Savez-vous reconnaître les saveurs essentielles telles que le sucré, l'acide, le salé, l'amer, l'astringent ? Deux, trois, peut-être ? Rarement toutes et certainement pas dans tous les plats. Mieux vaudrait s'atteler dès à présent à éveiller votre goût et votre odorat car, à partir de la quarantaine, ils commencent à décliner !

Les cinq sens doivent fournir des informations neutres, c'est-à-dire sans jugement. S'ils constituent des filtres, vous êtes en réaction perpétuelle et spontanée, non en action réfléchie, loin d'une analyse froide. *Il faut voir le monde non tel que vous êtes, mais tel qu'il est.* Moins affecté par votre environnement, moins déstabilisé, moins dans le besoin de vous protéger ou de compenser vos manques, vous serez ainsi plus vous-même.

Des sens à notre image

Lors des ateliers, je propose plusieurs exercices d'éveil des sens. En vue d'expérimenter différentes senteurs, je leur passe sous le nez, et dans le désordre, plusieurs petits flacons. La seule remarque autorisée concerne leur appréciation personnelle de l'odeur : « C'est agréable ou désagréable. » Il est intéressant de se rendre compte que celui-ci ne sent rien, que celle-là est incapable de formuler un avis tandis que la troisième commente abondamment. Si je fais attention à m'approcher sans faire de bruit, l'odeur présentée est souvent ignorée. Il faut alors trois ou quatre passages pour que la personne remarque qu'il y a une odeur. Ces réactions sont très riches d'enseignements…

Pour leur faire prendre conscience des sensations du *toucher*, je leur demande de remonter leurs manches ainsi que le bas du pantalon, puis de fermer les yeux. Avec la main (un doigt, un ongle, le dessus de la main) ou un objet comme une fourchette, un stylo, une feuille de papier ou une plume, je touche une partie de leur corps presque entièrement dénudé, sans qu'ils sachent à l'avance à quel endroit précis. Je leur fais tester les sensations de douceur, de piquant, de rugosité, de froideur, etc. Bien peu sont à même de dire avec exactitude ce qui les affleure. Les réactions dépendent souvent de souvenirs et n'ont rien à voir avec la réalité. Certains donnent ainsi des réponses étonnantes, comme Jérôme qui a déclaré, avec certitude, avoir senti le contact d'un appareil à poinçonner alors que je le touchais avec une simple fourchette ! C'est bien la preuve que, sans la vue, notre imaginaire se met en route, quitte à nous mettre sur une mauvaise piste. N'ayant jamais expérimenté l'effet d'une fourchette sur sa peau, le cerveau de Jérôme a cherché dans ses expériences passées la sensation connue la plus proche : celle d'une poinçonneuse. Perdu !

Je propose aussi des séances de massage afin qu'ils prennent conscience de leurs blocages. Je me suis ainsi attardée sur les mollets, durs comme du béton, de Marie-Claire. En même temps que je la massais, nous avons travaillé sur ce que ceux-ci reflétaient de sa personnalité. Ainsi, le travail de lâcher-prise s'effectue, en parallèle, dans le corps et dans l'esprit.

Pour développer le sens de *la vue*, je les invite à percevoir, les yeux dans le vague, les volumes de la pièce, puis les ombres et les lumières et, enfin, les objets qu'elle contient. Assis, relaxés, ils doivent regarder droit devant eux – sans fixer un point en particulier – et tenter d'apercevoir le maximum de détails, sans bouger la tête et sans réfléchir.

Afin d'accroître *les capacités auditives* de mes patients, je les mets à l'écoute des bruits extérieurs et intérieurs. Assis ou allongés, ils doivent d'abord se couper, petit à petit, des bruits environnants, pour se brancher sur leurs battements de cœur, puis revenir vers l'extérieur, en écoutant les bruits, des plus lointains aux plus proches et enfin entendre les pulsations qui habitent nos oreilles, nos mains, notre ventre, etc. Pour nombre de patients, entendre, pour la première fois, battre leur cœur est une expérience inoubliable. Ils prennent ainsi conscience que leur corps n'est pas une chose inerte, mais qu'il vit ! Pour les personnes en surpoids, ce travail d'intériorité est souvent une première. Il favorise le détachement de leur environnement et leur ancrage dans leur individualité. Pour certaines, il met en lumière leur sentiment d'être en danger et, par conséquent, leur besoin d'apprendre la confiance. Une de mes patientes m'a ainsi accusée d'être allée dans la cuisine chercher un couteau, alors que je n'avais pas bougé de mon siège ! Preuve que nos sens sont parfois faussés par notre imagination.

Concernant le goût, vous allez être étonné, mais je ne propose souvent aucun exercice. Trois raisons à cela : premièrement, parce que lors du test alimentaire ils sont déjà amenés à déterminer leur appréciation gustative des différentes catégories alimentaires ; deuxièmement, parce que, pour réellement réveiller ce sens, il faudrait qu'ils reviennent à l'état d'enfant, mettant tout ce qui traîne dans leur bouche (et je ne suis pas sûre qu'ils aient envie de goûter au sable ou de mâchouiller un tissu !) et, dernière raison, parce qu'en éveillant quatre de ses sens on ouvre automatiquement le cinquième !

Tous ces exercices sensitifs ont pour objectif de nous libérer de nos appréhensions ou interdits et de nous donner l'envie de mouvement, de connaissances, d'expériences nouvelles. Il est alors possible de s'ouvrir sur le monde tout en étant pleinement soi-même.

Exercez vos sens

Et vous, pensez-vous être en pleine possession de vos sens ? Pour vous en assurer, rien de mieux que de les tester. Alors, je vous propose cinq exercices différents, un pour chaque sens, qu'il faudra mixer pour accroître pleinement votre sensorialité.

– Le toucher

Chez vous, expérimentez votre toucher en compagnie de vos enfants par exemple. Cela peut être l'occasion d'un jeu à la fois ludique et instructif. La règle est la suivante : assis à une table, fermez les yeux et laissez-vous présenter différents objets ou aliments. Pour déterminer leur identité, palpez-les tous avec délicatesse, comme si vous aviez entre les mains du cristal. Ressentez leur forme, les différents éléments qui le composent (touchez, par exemple, la croûte et la mie du pain), leur température (est-ce froid, tiède ou chaud ?) et leur texture (ce peut être rugueux, métallique, soyeux, spongieux, granuleux, mou, solide, etc.). Serez-vous vainqueur du jeu du toucher ? Calculez votre taux de réussite et tentez de l'améliorer à la prochaine partie. Pour augmenter votre sensibilité tactile, exercez-vous un peu tous les jours en portant une plus grande attention à tout ce qui passe entre vos mains. L'étape suivante consiste à toucher les gens de votre entourage : donnez une petite tape dans le dos de la personne qui a réussi, massez les épaules de votre collègue stressé, marchez bras dessus, bras dessous avec votre meilleure amie ou prenez-la contre vous si elle pleure, posez la main sur le genou de votre interlocuteur pour appuyer vos paroles, pour montrer que ce que vous dites est important, pour le convaincre peut-être, pour retenir son attention au moins, etc.

– L'odorat

Pour tester son odorat, il existe dans le commerce différents jeux, notamment le « Loto des odeurs ». Là encore, c'est un bon moyen pour transformer un exercice pratique en jeu familial. Mais, sans débourser un centime, vous pouvez aussi sentir les odeurs d'une poubelle et, à l'opposé, celles d'un bouquet de roses. Respirez à pleins poumons pour que toutes les senteurs montent jusqu'à vos narines. Ne portez aucun jugement a priori sur les odeurs ; cherchez juste à les sentir et, si par hasard vous pouvez rester neutre, gardez à l'esprit que cette odeur est peut-être désagréable pour vous mais pas forcément pour les autres. Vous pouvez également réaliser ce test dans les transports en commun aux heures de pointe. Quelles odeurs vous déplaisent, vous agressent, vous agréent ou vous enchantent ? Et lesquelles vous laissent indifférent ? Profitez aussi de vos promenades pour en prendre plein le nez. Deux moments sont particulièrement propices : juste après la pluie et en plein été, particulièrement si vous êtes en Provence.

– *Le goût*

Rien de plus simple que d'évaluer son goût tout en s'amusant. Alors que vous avez les yeux bandés, demandez à un proche de vous présenter quelques miettes de différents aliments posés sur une fourchette. Et tentez de définir leur nature sans avaler ni avoir recours à vos souvenirs. Vous verrez comme toute votre attention se porte sur l'intérieur de votre bouche, comme vos papilles sont en alerte. Vous pouvez aussi tester différents sodas ou jus de fruits.

– *L'ouïe*

L'objectif est ici d'écouter, et non seulement d'entendre. Lors d'une promenade en forêt, cherchez à percevoir tous les sons : ceux de vos pas sur le sol, le chant des oiseaux, le bruit du vent dans les arbres, les cris des animaux, etc. Tentez de déterminer d'où vient le son. S'il se situe à l'avant, à l'arrière ou au-dessus de votre tête, vous entendrez pareillement avec vos deux oreilles. Si, en revanche, le son vient d'un seul côté, l'oreille la plus proche entendra plus tôt et plus fort que l'autre. Un autre moyen de développer son ouïe est de s'asseoir, les yeux clos, sur son balcon, dans son jardin ou sur un banc public, et de prêter attention aux bruits environnants (les voitures émettent-elles toutes le même son ? Qu'en est-il des motos ?), mais aussi aux différents timbres de voix (sont-elles graves, aiguës, pincées, gutturales ?) Faites cet exercice en été et en hiver : vous vous rendrez compte que l'effet n'est pas du tout le même.

– *La vue*

Testez votre vision sur un objet en particulier (un arbre, un poste de télévision, un tableau...). Regardez dans le vague, sans le fixer, avec la sensation d'embrasser tout le champ visuel. Puis, fermez les yeux et recréez mentalement l'image. Votre objet devrait vous apparaître plus net, avec plus de détails que le contexte dans lequel il se trouve. J'insiste sur le fait qu'il ne faut pas porter de jugement de valeur sur les informations des sens.

Une fois vos cinq sens éveillés et neutres, votre cerveau pourra analyser avec acuité les informations qu'ils lui transmettent et ainsi, à partir de la situation présente, percevoir ce que sera probablement demain. Votre sixième sens sera né.

2

La respiration : insuffler le bien-être

Respirer semble l'acte le plus simple puisque nous le faisons, à chaque instant, sans y songer. Pourtant, beaucoup d'entre nous ne savent pas respirer. Nous respirons uniquement par le nez, nous haletons, nous limitons notre respiration au thorax ou nous la bloquons. Ce qui se fait naturellement ne se fait pas forcément bien…

Et vous, comment respirez-vous ? Pour le savoir, concentrez-vous sur votre respiration lors d'une tâche manuelle ne nécessitant ni effort physique ni réflexion intellectuelle (en épluchant les légumes ou en faisant la vaisselle, par exemple). Est-elle régulière ou saccadée, lente ou rapide, courte ou ample ? Focalisez-vous sur l'air qui passe par les narines. Quelle narine travaille le plus ? La température de l'air est-elle identique en entrant comme en sortant ? Expirez-vous uniquement par le nez ? Votre bouche est-elle entrouverte ? Vos lèvres sont-elles sèches ? Marquez-vous un temps d'arrêt entre l'inspir et l'expir ? Puis, constatez les effets de la respiration sur votre corps. Votre respiration s'arrête-t-elle au thorax ou descend-elle dans votre ventre ? Sentez-vous vos poumons se remplir et se vider ? Vos épaules se redressent-elles ? Votre ventre se gonfle-t-il et si, oui, à quel moment ? Quelle sensation, quelle émotion vous procure votre respiration ?

Par ce simple exercice, vous prendrez conscience de la réalité corporelle de votre respiration. Sachez maintenant que, sous peine de voir sa capacité respiratoire divisée par trois, une respiration ne doit pas s'arrêter au thorax, mais prendre son origine dans l'abdomen. Il faut expirer en rentrant le ventre pour extraire tout l'air contenu dans le corps (pensez que vous videz un ballon), puis inspirer en gonflant le ventre pour se remplir à fond d'oxygène. L'inspir doit se faire sur 3 temps, l'expir sur 12. Posez vos mains sur votre abdomen puis sur vos côtes pour bien sentir les effets de dilalation et de contraction. Cette respiration abdominale devrait nous être naturelle puisque nous la pratiquons lorsque nous sommes bébés, mais aussi chaque nuit dans les bras de Morphée. Hélas, bien souvent, nous respirons à l'envers. Alors, entraînez-vous à respirer par le ventre jusqu'à cela devienne un automatisme. Cette base acquise, vous pourrez moduler votre respiration pour mieux gérer votre mobilité, votre digestion, votre mental et votre émotionnel.

La respiration, un acte vital

Par minute, un adulte sain au repos respire en moyenne douze fois. En 24 heures, c'est plus de 8 600 litres d'air qui sont inspirés et expirés. Grâce à l'inspiration, les milliards de cellules qui composent notre organisme reçoivent l'oxygène dont elles ont besoin pour accomplir leurs fonctions vitales. Grâce à l'expiration, elles se débarrassent du gaz carbonique.

Bouger avec facilité

Les personnes en surpoids savent combien parfois elles manquent de souffle. Lorsqu'elles montent les escaliers ou gravissent une côte, lorsqu'il leur faut se baisser, puis se relever, lorsqu'elles doivent porter du poids, etc. Face à ces petits efforts de la vie quotidienne, le surpoids représente un handicap, vous le savez bien. Il est donc d'autant plus important d'apprendre à utiliser sa respiration pour bouger plus facilement. Ainsi, il faut se relever en inspirant et se baisser en expirant. Testez : vous verrez comme l'extension et la flexion deviennent plus faciles. D'une manière générale, les mouvements d'ouverture du corps doivent toujours s'accompagner d'une respiration montante, tandis que les mouvements de fermeture doivent systématiquement s'effectuer dans une respiration descendante. Dans cet art martial, notamment en Taïkido (voir p. 207), mouvement et respiration sont indissociables. L'air que l'on respire doit être porteur d'énergie.

Mieux digérer

La respiration a un effet mécanique sur la digestion. Pour le comprendre, il faut s'attarder sur un organe majeur, à la frontière des systèmes respiratoire et digestif, le diaphragme. Séparant le thorax de l'abdomen, le cœur et les poumons des viscères, il présente divers orifices notamment pour la veine cave qui remonte vers le cœur, pour le passage de l'artère aorte qui descend vers l'abdomen et pour l'œsophage* qui rejoint l'estomac. Il sert ainsi de point d'ancrage aux abdominaux et aux organes

---

* Œsophage vient du grec « oisophages », qui signifie « qui porte ce qu'on mange. »

digestifs. Il est d'ailleurs le muscle que l'on utilise pour pousser vers le bas les viscères abdominaux et augmenter volontairement la pression intra-abdominale afin de contribuer à l'évacuation du contenu de l'urine et des fèces. Si le diaphragme est distendu – pour des raisons traumatiques ou congénitales –, l'orifice de l'œsophage s'élargit, ce qui peut avoir comme conséquence une remontée de l'estomac dans le thorax. C'est la hernie hiatale avec reflux acides, irritation des muqueuses, brûlures d'estomac et autres désagréments. Si le diaphragme est, au contraire, contracté pour cause de tension nerveuse, de toux, ou encore de tabagisme, l'œsophage s'en trouve comprimé, les aliments ont du mal à passer, la paroi de l'estomac se spasme. En résultent une mauvaise digestion, de l'aérophagie, des colites, voire, à plus longt terme, un ulcère. Et du surpoids. De plus, un diaphragme tendu tirera sur les vertèbres lombaires sur lesquelles il s'appuie. D'où le mal au dos dont tant de personnes se plaignent aujourd'hui.

Pour rester en bonne santé et améliorer son transit, il faut donc entretenir ce muscle crucial en s'astreignant à des exercices réguliers de respiration. La pratique du yoga, du chant, d'un instrument à vent, ou encore de l'apnée sera d'une grande aide. Le Taïkido aussi.

Comment fonctionne le diaphragme ?

Ce large muscle, accroché à la base de la cage thoracique, marche comme un piston : à l'inspiration, tandis que le thorax s'élève sous l'effet de gonflement des poumons, il descend et s'aplatit, refoulant ainsi les viscères et dilatant le ventre ; à l'expiration, le phénomène inverse se produit : alors que le thorax s'abaisse par rétractation des poumons, le diaphragme s'élève et le ventre se contracte. Les viscères se trouvent ainsi massées à chaque respiration.

Maîtriser son mental

On dit que les rois respirent par le nez et les esclaves par la bouche. Pourquoi ? Tout simplement pour accomplir leur tâche. Pour diriger, les rois doivent oxygéner en premier lieu leur cerveau – d'où l'inspiration nasale –, tandis que les esclaves, dont on utilise la force physique, doivent d'abord insuffler de l'air dans leur corps – d'où une respiration buccale. L'image est obsolète, mais la réalité toujours vivace. Remarquez que les intellectuels ont souvent une respiration haute, à la différence des joggeurs qui respirent bruyamment par la bouche. Pensez désormais à adapter votre respiration à votre activité.

La respiration est notre moyen d'échange entre l'intérieur et l'extérieur, entre notre corps et notre environnement. C'est pour cette raison que, lors d'un échange verbal, la respiration joue un rôle non négligeable dans l'influence que l'on peut exercer ou subir. Ceux qui ont une respiration courte auront tendance à développer un discours haché, saccadé. Car les mots sortent de la bouche en même temps que l'air. Ainsi, pour convaincre, il faut parler sur l'expir et terminer son argumentation en même temps que le souffle. Ce qui oblige à parler de manière concise. Il est conseillé de s'entraîner à faire durer l'expir trois à quatre fois plus longtemps que l'inspir. Si on inspire pendant que l'autre argumente, on absorbe ses idées. Alors, si vous souhaitez ne pas être influencé, inspirez peu et expirez tout le temps que parle votre interlocuteur.

Le mental suit la respiration et vice versa. Si la respiration est irrégulière ou mal contrôlée, votre mental sera agité. Si elle est lente, fluide et stable, vous serez « posé ».

Pour calmer votre mental, je vous propose l'exercice suivant : regardez attentivement une bougie pendant vingt secondes. Notez combien la flamme est vivante, combien elle bouge au gré de l'air. Puis, fermez les yeux et visualisez-la pendant quelques secondes. Notez que l'image part dès que s'immisce une pensée. Au besoin, rouvrez les yeux pour pouvoir recréer l'image lorsque la pensée arrive. À la pensée suivante, laissez-la vous traverser sans vous focaliser sur elle ; concentrez-vous uniquement sur la bougie. Pas si facile, n'est-ce pas ? Preuve que nous sommes assaillis en permanence de pensées qui nous empêchent de trouver le calme profond. Entraînez-vous jusqu'à ce que vous puissiez conserver l'image mentale de la bougie pendant une à deux minutes.

Gérer ses émotions

Par l'intermédiaire des centres hypothalamiques, les émotions influent sur la respiration. Face au trac, à la joie, à la peur, à la colère, notre cadence respiratoire se trouve modifiée. Les pleurs et les rires produisent ainsi une succession de brèves expirations, mais seul le rire induit un massage bénéfique des viscères. À la suite d'un choc émotionnel brutal ou intense, on a « le souffle coupé ». Vous aurez aussi sûrement remarqué que lorsque vous êtes en colère, votre respiration devient plus courte et plus rapide ; vous bouillez d'une énergie néfaste pour vous et votre entourage. Si vous ne savez pas maîtriser votre respiration à ce moment-là, vous serez emportée par la violence de vos sentiments et, souvenez-vous du dicton, la colère est mauvaise conseillère. Alors mieux vaut expirer profondément, allonger la phase d'expiration ; vous

vous calmerez ainsi en quelques secondes et serez capable de gérer la situation, la tête froide, et donc avec une plus grande efficacité.

Ralentir volontairement son souffle régule l'activité du mental et l'intensité des émotions, les empêchant d'être envahissantes et déstabilisantes. Un cerveau bien oxygéné est apte à rester neutre, c'est-à-dire à ne pas se laisser déborder par les informations émotionnelles. Ainsi, il peut prendre les meilleures décisions pour notre présent, mais aussi pour notre avenir.

3

LE TAÏKIDO : S'OUVRIR À SOI ET AU MONDE

Pour maigrir, il faut apprendre à bien vivre avec son corps. C'est pourquoi j'ai crée, en association avec Christian Giard – ceinture noire d'aïkibudo, ceinture marron de karaté, et spécialiste de plusieurs autres arts martiaux – le Taïkido. Nous avons allié ma connaissance de la psychologie, de l'énergétique, du yoga et du Qi Gong avec sa connaissance des arts japonais, de l'énergétique martiale et médicinale asiatique. Ces mouvements nouveaux sont capables de rétablir la cohésion corps/esprit, de créer des ouvertures au monde et à ceux qui nous entourent. Et aussi de trouver sa place, quel que soit l'environnement dans lequel nous évoluons. Cette gymnastique énergétique, a pour objectif de libérer l'esprit en passant par le corps et de libérer le corps en fixant l'esprit. Pratiquée seul, à deux, trois ou quatre, à mains nues ou muni d'un bâton, elle permet de se remettre en mouvement, d'être en contact avec soi et les autres, dans le respect de chacun, et de se libérer de ses tensions. Des séances hebdomadaires de Taïkido sont proposées dans le cadre de mes ateliers.

Se mettre en mouvement

Le surpoids est toujours synonyme d'immobilisme psychique ou physique, voire les deux. Les gros bougent moins, plus mal et petit à petit, perdent leur centre de gravité ainsi que le sens du mouvement. Rien de plus normal : lorsqu'on pèse une centaine de kilos, se mouvoir demande beaucoup d'efforts et certaines positions vous sont tout simplement interdites. Pourtant, le mouvement est inhérent à la vie. L'arrêt de tout mouvement signale la mort, pensez-y. Une des vertus du Taïkido est donc de remettre le corps en mouvement, de redonner l'envie de bouger. Le travail commence la plupart du temps par des exercices individuels. Un d'entre eux s'appelle « le point dans l'espace ». En position agenouillée ou fœtale (en fonction des possibilités corporelles de chacun), on se relève sur l'expir en ouvrant les bras. On inspire en prenant la forme d'un arbre (jamais le même), en équilibre sur une jambe : on imagine les racines derrière et sur les côtés, la brise puis le mistral qui nous agite, le ciel bleu qui nous entoure et le soleil qui nous inonde et nous nourrit. Lorsque c'est fait, on recommence avec l'autre jambe, en ayant pris soin d'observer auparavant la partie du corps qui a travaillé et les différences qu'elle présente par rapport à la partie qui s'est reposée. La jambe se lève sur l'expir et redescend sur l'expir. Je ne corrige jamais la position d'une personne en particulier, mais je donne des indications à l'ensemble du groupe. Liberté est ainsi offertet à chacun de corriger sa posture en fonction de son ressenti de l'arbre et de ses sensations d'instabilité, d'inconfort, de fatigue, voire de douleur. Leur corps leur parle, il faut leur laisser l'opportunité de l'entendre… Normalement, lorsque le corps bouge, chaque partie devrait être en adéquation avec l'ensemble, favorisant ainsi l'équilibre général. Mais le corps est régi par la tête. Les nombreux conflits qui habitent les personnes en surpoids empêchent d'abord le mouvement juste, puis tout mouvement et, enfin, toute action. Par « mouvement juste », on entend ce qui est ni trop ni pas assez ; le degré de tension nécessaire pour accomplir l'action voulue. Parfois, un mouvement demandera une forte tension comme lorsqu'on tire sur une corde, à d'autres moments, un relâchement quasi total, dans le sommeil par exemple. Entre les deux existe une palette infinie de contractions et de décontractions.

Le Taïkido permet aussi d'appréhender la notion d'espace. Pour les personnes en surpoids, qui prennent beaucoup de place physiquement tout en croyant qu'elles n'ont pas la place d'exister, trouver la bonne distance s'avère particulièrement difficile. Dans les mouvements à deux ou plus, notamment ceux qui se pratiquent avec un bâton à la main, elles apprennent à se tenir ni trop près, ni trop loin, à déterminer le juste espace, celui qui permet à chacun à la fois de ne pas gêner et de ne pas être importuné.

Être en contact

Le contact est un maître mot en Taïkido. Contact avec soi et contact avec les autres. Prendre contact avec soi, c'est d'abord se regarder. Difficile quand on se juge gros et laid ; on a plutôt tendance à fuir son reflet. La salle où nous pratiquons le Taïkido ayant les murs couverts de miroirs, il est tout simplement impossible d'échapper à son image. Les premières séances sont toujours, pour cette raison, les plus dures : se voir dans la glace est souvent insupportable. Alors, les élèves regardent furtivement les autres pour se rassurer ou concentrent leur attention sur le prof de Taïkido ou sur moi-même. Comme nous sommes minces (Christian est même maigre), ils se rendent compte que la minceur facilite les mouvements, les rend plus souples et harmonieux. Plus possible de faire l'autruche, attitude tellement généralisée chez les obèses. En constatant dans le miroir que leur surcharge pondérale limite leur aptitude à se mouvoir, inconsciemment les élèves désirent un peu plus devenir minces. Nous leur servons, en quelque sorte, de modèles, d'idéal de poids à atteindre. Séance après séance, ils apprivoisent un peu plus leur image. Ils ne se focalisent plus sur leurs kilos disgracieux, mais deviennent attentifs à la justesse du mouvement et à son esthétique. Si vous saviez comme ils sont fiers quand je les complimente sur une posture esthétique ! Que quelqu'un porte un regard positif sur leur corps est vécu comme une véritable révolution. Abandonnant les jugements systématiquement critiques, chacun commence à se regarder avec neutralité puis à s'accorder soi-mêmes des satisfecit. Les voir se sourire à eux-même dans la glace montre qu'une étape a été franchie.

Être en contact avec soi, c'est aussi avoir une conscience physique de son corps. Nous les amenons ainsi à percevoir les sensations que procure le contact de leur peau avec le sol, les vêtements, l'air, la chaleur, le froid, mais aussi à prendre conscience de l'intérieur de leur corps (os, muscles, etc.) et de leur schéma corporel dans son ensemble.

Le contact avec les autres se pratique, en Taïkido, dans un *esprit de complémentarité* et non de combat. Il n'est fondé ni sur l'agressivité, ni sur la passivité, mais sur l'échange : en alternance, on donne et on reçoit l'impulsion du mouvement, l'objectif étant que les énergies des partenaires se marient si bien qu'elles finissent par n'en faire plus qu'une. Nous en sommes souvent loin. En effet, les exercices révèlent rapidement les limites mentales de chacun dans la relation à l'autre. Certains imposent par la force le mouvement à l'autre ; d'autres se cantonnent dans une position de résistance, d'autres encore, par peur viscérale, se tiennent le plus éloigné possible du partenaire. Selon le vécu de chacun, le contact avec le coéquipier peut être forcé, rejeté, méprisé, accepté ou apprécié. Tout dépend aussi de l'autre : en fonction de son physique ou de sa personnalité, le partenaire peut jouer le rôle de repoussoir ou d'aimant. La compatibilité n'est pas toujours au rendez-vous, mais il est toujours très instructif de travailler un mouvement avec quelqu'un que l'on n'aime pas particulièrement. On y développe sa capacité d'adaptation et son ouverture d'esprit car, après quelques semaines de pratique commune, il arrive souvent que l'on change d'avis. On acquiert ainsi une souplesse de corps et d'esprit. Être souple, c'est ne jamais être arrêté par les obstacles (ou les autres), savoir se faufiler pour continuer son chemin ; c'est éviter, tel un matador, les confrontations frontales par un léger mouvement sur le côté sans pour autant abandonner sa position ou dévier de sa route.

Libérer ses tensions

Raideurs physiques et rigidité mentale vont souvent de pair. Par une alternance de mouvements en extension – dont l'étirement – ou en contraction – effectués ou non contre une résistance –, le Taïkido permet d'acquérir la faculté de se relâcher dans toutes les situations. L'objectif n'est pas la disparition totale des tensions, mais l'élimination de celles qui s'avèrent inutiles au geste effectué. Il s'agit donc d'avoir toutes les parties du corps à un degré de tension musculaire optimal pour accomplir le mouvement. Cela nécessite une grande cohérence entre toutes les parties du corps. Pour assouplir notre anatomie, favoriser son relâchement jusqu'au plus profond de soi, jusqu'au cœur même de la cellule, nous utilisons aussi la voix. Les sons sont des ondes vibratoires qui, en fonction de leur tonalité et de leur vibration phonétique, résonnent dans certaines parties de notre corps ; ce dernier faisant alors office de caisse de résonance. C'est le cas des notes de musique, des voyelles, mais aussi des mantras utilisés par les yogis. À chaque son correspond une région corporelle bien particulière. Émettre la note do ou le son « ou », par exemple, permet de débloquer les tensions au niveau du coccyx, la note ré, le son « o » ainsi que le mantra VAM font vibrer le sacrum, la note mi et le mantra RAM font circuler l'énergie dans les lombaires, etc.

Au début, les sons sont demandés et guidés par le professeur de Taïkido ou par moi-même. En effet, mes patients rencontrent souvent des difficultés à émettre, en public, des sons qui ne s'inscrivent pas dans le langage. Pour oser, ils doivent souvent faire un effort sur eux-mêmes. Mais ils en tirent de grands bénéfices sur le plan corporel bien sûr, mais également au niveau social car, par la suite, ils communiquent mieux et sans honte. Après quelques séances, ils sont toujours surpris de constater que, lors de certains exercices, les sons montent naturellement à la gorge. C'est la preuve qu'ils ont lâché le contrôle, qu'ils ont décadenassé leur énergie et que désormais ils s'autorisent à s'exprimer dans la plus totale spontanéité.

On peut alors travailler sur le cri. Il se distingue du son par sa puissance, son intensité et son impétuosité. Il émane des tripes, de ce qu'il y a de plus primitif, de plus animal en nous. Il révèle toute l'énergie présente dans notre *hara**. Il ne faut pas sous-estimer la puissance d'un cri : il peut paralyser l'adversaire, les experts en arts martiaux le savent fort bien (il a été prouvé que la vibration du « kaï » inhibe certains centres nerveux). Dans les ateliers, il n'est pas question de cri de combat, mais de cri primal donc libérateur. Il a pour objectif d'expulser toutes les émotions bloquées depuis l'enfance. Le cri libérateur (comme « le cri retenu », celui que l'on n'a pu pousser fœtus ou en cours d'accouchement ou celui que l'on garde par pudeur) ne peut sortir qu'après une série de cris poussés selon des modalités bien précises. À crier et à entendre les autres crier, la personne perd le contrôle d'elle-même. Son cri peut alors sortir, emportant, tel un raz de marée, toute la souffrance contenue. Faut-il encore oser crier. Corinne, au départ, s'y refusait ; à la place, elle toussait. Je l'ai amenée, par le chant, à libérer petit à petit ses sons. Son dernier blocage, je l'ai fait sauter en lui lançant : « Le pilote d'avion, c'est moi ; c'est moi qui ai tué ton père ! » Elle a alors poussé un cri déchirant, un cri qui exprimait l'immense chagrin de l'enfant qui avait perdu son père dans un accident d'avion, mais aussi toutes les paroles et toutes les larmes refoulées depuis lors, sa mère ayant interdit après l'enterrement qu'il soit fait mention de la figure paternelle. Comme chaque fois, l'assistance était littéralement figée par la violence du hurlement et profondément touchée par cette souffrance qui faisait

---

* Pour les Japonais, le *hara* est le centre énergétique. Il se situe deux doigts au-dessous du nombril.

écho à la leur. Crier peut ainsi débloquer des tensions accumulées depuis des dizaines d'années. L'énergie de la personne peut de nouveau circuler avec fluidité et la vie reprendre son cours normal.

L'énergie est partout !

Nous naissons tous avec un capital énergétique. Il est nécessaire de l'entretenir et de le développer pour rester en bonne santé, accomplir son destin et allonger sa durée de vie. L'énergie vitale, que les Chinois appellent Qi (prononcez « tchi »), les Japonais Ki, les Égyptiens « Kâ » et les indiens « Prana », ne circule pas seulement dans notre corps suivant les méridiens d'acupuncture. Elle est aussi partout autour de nous, dans les minéraux, les végétaux, les animaux et tout simplement dans l'air. En prendre conscience permet de se recharger à moindres frais. Allez dans votre jardin ou dans la forêt, déchaussez-vous, posez vos pieds nus sur le sol, détendez-vous, ouvrez les bras, paumes vers le ciel, et ressentez l'énergie de la Terre et du Ciel. Vous sentez comme votre corps est vivant et comme vous faites partie du Tout ?

Grâce au Taïkido, les personnes en surpoids acquièrent une meilleure connaissance de leur propre corps dans l'espace, une plus grande aisance gestuelle et posturale, une dextérité et une coordination psychocorporelle accrues ainsi qu'une intuition élargie. Elles prennent confiance en la vie et en leur corps. Elles s'ouvrent à soi, aux autres et au monde.

VII

LE TRAVAIL THÉRAPEUTIQUE

1

LES ATELIERS DE POIDS

Comprendre quels sont et d'où viennent les conflits de poids, les déprogrammer, apprendre à se nourrir, mieux vivre avec son corps, tel est le programme des ateliers de poids que j'anime pour les adultes*.

Les groupes n'excèdent jamais une douzaine de personnes. La grande majorité de mes patients sont des femmes dont l'âge varie entre 20 et 60 ans. Mais, des hommes font aussi parfois partie de l'aventure. C'est essentiellement le bouche-à-oreille qui les amène jusqu'à mon bureau, mais également les articles de presse parus sur ma méthode.

Les ateliers se déroulent sur six mois et comprennent :
- deux séances individuelles de deux heures ;
- un week-end par mois, pendant six mois ;

* L'esprit d'un enfant n'ayant pas la même construction que celui d'un adulte, il n'est pas possible d'intégrer les moins de 18 ans au groupe. En revanche, les parents dont les enfants connaissent un problème de poids peuvent participer aux ateliers.

– un cours de Taïkido d'une heure et demi par semaine ;
– une séance bimensuelle de thérapie corporelle.

Avant de commencer la thérapie de groupe, je reçois toujours mes patients en consultation individuelle. Il me paraît, en effet, essentiel d'avoir un entretien en tête à tête pour mieux percevoir leur problématique. La deuxième séance permet de terminer le montage de leur arbre généalogique.

Certaines personnalités exigent un travail individuel plus long avant d'être intégrer à un groupe. C'est le cas, par exemple, des « informatifs » qui ont besoin de se construire eux-mêmes avant de pouvoir s'ouvrir aux autres. Leurs parents les ont généralement ignorés dans leur enfance, non à cause de ce qu'ils étaient, mais pour des raisons extérieures à eux (problèmes financiers, autres frères et sœurs, mal-être d'un des parents, etc.). Avec un sens exagéré du devoir, ils se sont souvent occupés des carences familiales, au détriment de leur propre évolution émotionnelle. D'apparence très froide, ils ont développé, à défaut de pouvoir exprimer leur sensibilité, un fort intellect. Voulant comprendre le pourquoi du comment de leurs propres difficultés, « les informatifs » sont, dans un premier temps, réfractaires à l'idée d'intégrer un groupe. Mais la résolution de leurs conflits et leur participation aux séances de Taïkido les amènent, petit à petit, à revoir leur position.

Les « visuels » se retrouvent aussi, pendant les premiers temps, en consultation individuelle. Pour une raison simple : il est plus facile de surveiller une seule personne qu'un groupe dans son ensemble. Les autres représentent, pour eux, dans certains cas, un danger de mort potentiel. Dans un face-à-face individuel, ces personnes s'assurent d'être entendues, écoutées, prises en compte, protégées ; alors qu'elles conçoivent le groupe comme un lieu de vive concurrence et donc d'insécurité. Une fois cette dichotomie protecteur/agresseur dépassée, les « visuels » intègrent le groupe.

Dans les ateliers, ce sont les « relationnels » et les « temporels » qui forment le gros des troupes. Les « relationnels » ont fondamentalement besoin de fusionner pour exister. Ils ne savent pas dire « je », mais se reconnaissent dans le « nous ». Ils vivent pour la satisfaction du groupe pour lequel ils sont prêts à tout. Incapables de dire « non », ils n'en remettent pas moins la faute sur les autres en cas de problème. Le travail en groupe leur est très profitable : ils y apprennent à parler d'eux, à exprimer leurs ressentis et à devenir indépendants de ce qu'ils appellent « le jugement des autres ». Les « temporels » sont les locomotives. Toujours en avance sur le groupe, ils répondent plus vite que les autres, anticipent les questions, s'impatientent de la lenteur de leur entourage. Hyperactifs, ils ne prennent conscience de leur corps que lorsque ce dernier les lâche pour cause de trop grande fatigue. En atelier, ils apprennent à respecter le rythme des autres, celui de leur corps et à être dans le moment présent.

Dans tous les cas, le travail en groupe est, à mon sens, enrichissant et très puissant. Il oblige à oser : oser se montrer, oser s'ouvrir, oser parler de soi devant des étrangers qui a priori n'ont aucun intérêt pour vous. Partager son vécu devient un acte libérateur ; écouter celui des autres participants, un moyen de comprendre ses propres maux.

Entendre les conflits de poids des autres permet toujours de travailler sur les siens. Se rendant compte que, malgré leurs différentes histoires, leurs blessures sont quasi identiques, mes patients se sentent moins seuls et oublient leurs a priori et leurs jugements pour devenir plus compatissants, plus tolérants, plus humains. *En s'ouvrant aux autres, ils s'ouvrent à eux-mêmes et, en s'ouvrant à eux-mêmes, ils s'ouvrent aux autres.* Le groupe exerce ainsi un pouvoir de guérison particulièrement fort. Dans les moments difficiles que traverse l'un de ses membres, il fait corps pour l'entourer et lui apporter chaleur, compréhension et soutien et ce, d'autant plus que sa souffrance fait écho en chacun d'eux. La solidarité joue à plein et l'aide est décuplée. La partie et le tout ne font alors plus qu'un.

À la fin des ateliers, je fais un tour de table systématique des participants. Je leur demande d'établir le bilan des six mois de travail en fonction de leur objectif de départ. Qu'en est-il de leur poids et de leur vie ? Généralement, en réponse à cette question, et parce qu'ils n'ont plus peur de grossir, ils m'invitent en riant au restaurant !

Quelques témoignages…

Laure : « *J'ai participé aux ateliers parce que j'avais 25 kg en trop. Mais, plus que mon poids, ce que je voulais changer, en fait, c'était ma vie. Je n'étais pas heureuse en ménage et je me sentais étriquée dans mon rôle de femme au foyer. Me libérer de mon poids m'a permis d'accéder à mes désirs et de reconstruire ma vie en fonction de moi-même et non plus des autres. J'ai divorcé et repris le travail. Aujourd'hui, je suis mince, j'ai une vie de couple épanouissante et je suis devenue directrice de magasin. Je suis bien dans ma vie.* »

Jean-Paul : « J'ai *voulu maigrir pour soulager mon cœur et mes genoux, mais surtout pour pouvoir me donner la chance de rencontrer une femme. Avant de consulter Évelyne Gambino, j'avais déjà fait plusieurs régimes et vu deux psys sans effet. Grâce au travail effectué en atelier et en consultations individuelles, j'ai perdu 20 kilos. Ma vie affective s'en est profondément trouvée modifiée.* »

Clarisse : « *J'ai commencé à grossir vers 20 ans et ça ne s'est jamais arrêté jusqu'à ce que je consulte Évelyne Gambino. Pour lutter contre mon obésité, j'avais auparavant tout essayé : les régimes bien évidemment, la psychanalyse, l'EMDR, l'anneau gastrique et même la technique médicale du by-pass (qui relie l'œsophage à l'intestin pour empêcher le stockage dans l'estomac). À 36 ans, je pesais 120 kg pour 1,56 m, vous vous rendez compte ? ! J'étais aussi haute que large… Trois mois après le début des ateliers, j'ai connu ma première perte de poids : – 2 kg. Mais il m'a fallu un an, un an de souffrance, pour démonter la mécanique de mon obésité. Aujourd'hui, avec 50 kg en moins, je profite pleinement de la vie. Désormais, je peux m'asseoir dans toutes les positions, chausser des chaussures de bowling, me mettre à table sans culpabilité… toutes ces petites et grandes choses qui m'étaient interdites par mon problème de poids. Surtout, je suis heureuse d'avoir rompu la chaîne familiale, de pouvoir offrir à mes enfants une page blanche.* » Clarisse s'est tellement passionnée pour ma méthode qu'elle travaillera avec moi dès l'anée prochaine.

2

10 QUESTIONS À ÉVELYNE GAMBINO

Entretien avec Christine Delmar, journaliste.

***Christine Delmar :* Peut-on perdre du poids uniquement grâce à un travail psychothérapeutique ?**

Évelyne Gambino : Un travail qui s'effectue seulement sur l'esprit ne peut être efficace. L'unique moyen de se débarrasser définitivement des excès de kilos est, à mon avis, de travailler concomitamment sur l'esprit, le cœur et le corps. Surtout si la personne souffre de son surpoids depuis des années… C'est pourquoi ma méthode vise à régler, au niveau mental, émotionnel et affectif, les conflits de poids. À partir de là, la personne se sent apte à prendre son destin en main. Elle ne mange plus pour compenser ; son rapport à la nourriture change. Finies les pulsions incontrôlables, voici venu le temps de la liberté de choix ! Lorsque je constate que la personne se passionne pour les techniques et astuces qui vont lui permettre d'adapter son alimentation à ses besoins réels, je me dis que c'est gagné. Cela signifie qu'elle en a fini avec la dépendance et la passivité. Elle est désormais prête à investir son présent et à construire son avenir. Il n'y a alors pas de sentiment de privation ou de frustration, mais au contraire une grande bouffée de joie, car la personne est enfin libre de manger ou non, peu ou beaucoup, de tel ou tel aliment. Elle ne veut plus maigrir parce qu'« il faut », mais parce qu'elle ressent la nécessité de mettre son corps en harmonie avec son nouvel état d'esprit. Au lieu d'être vécus comme des contraintes, les changements alimentaires deviennent alors des choix délibérés, auxquels tout son être aspire.

Traitez-vous pareillement hommes et femmes, adolescents et adultes ?

Hommes et femmes sont avant tout des êtres humains. C'est pourquoi mes ateliers sont ouverts à tous les gros, tous sexes confondus. Ma thérapie y est indifférenciée, jusqu'à un certain point bien sûr. Je tiens compte des différences sexuelles notamment dans les conflits de féminité/masculinité et dans le conflit de sexualité. Concernant les adolescents ou les enfants en général, le travail doit s'effectuer avec la participation active des parents car ce sont eux qui transportent les conflits transgénérationnels, donnent l'éducation et détiennent les solutions. L'adolescent ou l'enfant, lui, travaillera sur son présent et ses projets d'avenir.

Tenez-vous compte des différentes expressions des troubles du comportement alimentaires (hyperphagie, boulimie, snacking, etc.) dans le cadre de vos consultations ?

Dis-moi comment tu manges, je te dirai qui tu es… Savoir comment, quand et quoi mange la personne permet de mieux cerner le caractère et la problématique de la personne. J'ai ainsi pu noter que certaines personnalités sont plus susceptibles de développer des troubles alimentaires : les perfectionnistes (toujours insatisfaits), les manichéens (pour qui c'est « tout ou rien »), les déficients en estime de soi et les peu sociables. Le plaisir de manger venant toujours en remplacement d'un autre plaisir, la question est de savoir lequel fait défaut. Cela étant dit, toutes ces informations sont utiles, mais non indispensables à la guérison. Car les troubles du comportement alimentaire, quels qu'ils soient, ne sont que symptômes, non la maladie elle-même.

Quel jugement portez-vous sur les régimes ?

Vous aurez sûrement remarqué que je n'utilise jamais ce terme. Pour une raison toute simple : le mot même de « régime » suffit à stresser le corps et parfois l'esprit. Plutôt que de donner des recettes pour perdre quelques kilos à la va-vite avec effet yo-yo garanti, je préfère expliquer les raisons de la venue du surpoids, le rôle des différentes catégories de nourriture et le fonctionnement de la digestion. Ce qui ne m'empêche pas de donner quelques conseils en matière d'alimentation ou d'élimination. De plus, je pense qu'il est essentiel que chacun ou chacune définisse ce qui est bon pour elle ou lui, en terme alimentaire notamment. Suivre les besoins réels de son corps devrait être la seule règle suivie. Cela participe de la volonté de reprendre sa vie en main.

Que pensez-vous de l'implant d'un anneau gastrique, pratique qui s'est développée ces dernières années ?

Sur le plan corporel, je qualifie cette pratique d'automutilation déguisée. Sur le plan psychique, cela revient à s'autopunir. La question est alors de savoir de quoi on se punit, pourquoi on se fait du mal. Qu'est-ce qui nous reste sur l'estomac et qu'on veut réduire ou éliminer de manière impérative ? En terme de perte de poids, elle paraît peu efficace. Avant de venir en atelier, une de mes patientes s'était fait poser un anneau pour resserrer son estomac et ainsi, pensait-elle, diminuer sa consommation alimentaire. Elle nous a dit ne pas avoir perdu un gramme grâce à cette méthode. Bien sûr, l'anneau vous oblige au début à manger lentement, sous peine de vomissements. Mais, lorsque manger constitue votre manière de survivre, vous trouvez toujours un moyen pour ingurgiter les quantités qui vous paraissent nécessaires. Preuve qu'on ne peut contraindre son inconscient à abandonner la nourriture lorsqu'il la juge vitale. Par contre, on peut l'y amener en réglant ses conflits de poids.

Existe-t-il des cas où votre méthode s'est soldée par un échec ?

À chacun le droit de perdre ou non ses kilos, d'aller jusqu'au bout de la thérapie ou de l'arrêter en cours de route, d'effectuer les changements nécessaires ou de camper sur ses positions. J'ai eu le cas d'une dame qui, pour maigrir, devait se réconcilier avec sa famille. Elle n'a pas accepté de travailler pour lâcher son ressentiment et se remettre en cause. Alors, elle est restée avec son surpoids. Mais je sais par expérience, que ce qui est semé, même s'il ne pousse pas immédiatement, porte un jour ses fruits. Un jour, elle s'autorisera à se pardonner et à pardonner à sa famille ; son poids alors s'envolera. Il faut apprendre à compter avec le temps. Trop souvent, on attend des résultats instantanés, sans comprendre que les transformations sont parfois si profondes qu'elles ne peuvent s'accomplir que sur plusieurs mois. Dans certains cas, perdre des kilos nécessite non seulement de changer notre vision de soi et du monde, mais plus encore d'apporter des changements concrets dans notre mode de vie. Ce n'est pas toujours facile, c'est même souvent long. On ne passe pas, d'un jour à l'autre, de l'immobilisme à la prise d'initiative. Il faut parfois accepter d'avancer lentement, mais sûrement. Mieux vaut être la tortue qui se dirige, pas à pas mais sans faillir, vers la ligne d'arrivée que le lièvre qui court vite, mais s'arrête avant de l'avoir franchie. Même si le poids ne dégringole pas tout de suite sur la balance, il faut poursuivre son travail personnel. La minceur sera tôt ou tard au rendez-vous ; la libération n'est que différée dans le temps.

Quelle attitude devraient adopter les proches face à une personne en surpoids ?

De la compassion, beaucoup de compassion. Surtout éviter les jugements de valeur, les regards méprisants, les moqueries. Car, derrière leur apparente aisance, les gros sont en grande souffrance. Il ne faut pas non plus leur mettre des bâtons dans les roues. Il arrive parfois que certains homme ne veulent pas que leur femme maigrisse parce qu'ils refusent que leur monde change ou encore que certains parents freinent tant qu'ils peuvent car ils veulent, par exemple, que la sœur reste la plus belle. Qu'ils sachent que l'obésité est une maladie au même titre que le cancer. Elle ronge de l'intérieur, provoque des dégâts considérables et peut gâcher toute une vie. Alors, il ne faut pas rejeter ceux qui en souffrent mais, au contraire, les entourer, les aimer deux fois plus. On pense trop souvent que c'est par manque de volonté qu'ils sont devenus gros. En fait, ils ne sont tout simplement pas capables de manger moins ou autrement que ce qu'ils font. Sinon vous pensez bien que cela ferait belle lurette qu'ils auraient changé leur alimentation pour retrouver un corps normal ! Ils ne dirigent pas leur vie, c'est leurs conflits qui les dirigent. Alors, surtout ne pas les assommer avec des conseils nutritionnels : le problème ne se situe pas là. Leur donner de l'amour, leur faire sentir que, quel que soit leur poids, ils sont chéris, voilà ce dont ils ont besoin.

Pourquoi, à votre avis, l'obésité se développe-t-elle dans les pays occidentaux ?

L'obésité puise sa raison d'être dans chaque parcours individuel, mais aussi dans l'histoire d'un peuple. Sinon comment expliquer qu'un Américain sur trois soit obèses et qu'un enfant français sur dix soit en surpoids ? Doivent être mises en cause les tendances alimentaires actuelles (fast-food, snacking, etc.), ainsi que les valeurs de surconsommation qu'édictent nos sociétés occidentales depuis la fin du XXe siècle. Mais pas seulement. Il existe aussi des raisons nationales à la généralisation du surpoids. La France connaît, elle aussi, des conflits de poids, notamment les conflits de survie, de manque et de féminité. Les deux guerres mondiales ont en effet inscrit dans notre mémoire collective le besoin de protéger le territoire des ennemis extérieurs, la nécessité de faire des réserves pour éviter la pénurie alimentaire et, pour les femmes, l'obligation de remplacer les hommes partis au front. Il faudrait bien sûr passer en revue toute notre histoire pour comprendre l'ensemble des raisons psychologiques de notre embonpoint national. Mais vous voyez déjà que les conflits de poids ne concernent pas seulement les individus, mais aussi les nations.

Travaillez-vous aussi avec des personnes anorexiques ?

Oui, mais les séances sont moins conventionnelles. On travaille certes dans le cadre de mon cabinet mais, le plus souvent, on se retrouve à l'extérieur, dans des endroits de vie. Pour une raison toute simple : les anorexiques, pour continuer à vivre, doivent changer leur rapport à la vie et à ses plaisirs. Je les emmène déjeuner au restaurant pour qu'elles apprennent, en tout premier lieu, à accepter leur maladie. Je ne les force surtout pas à manger, ce qui aurait pour effet de les maintenir dans leur rébellion et d'accentuer leurs conflits. Je juge préférable qu'elles laissent leur assiette pleine plutôt que de faire semblant. Elles doivent, en tout premier lieu, apprendre à accepter leur maladie et à s'affirmer. Il leur faut pour cela commencer par cesser de cacher les aliments sous la feuille de salade ou dans leurs poches et ne plus partir aux toilettes vomir tout ce qu'elles viennent d'ingurgiter. Je trouve aussi utile de leur faire rencontrer des personnes obèses (et vice versa). Les unes comme les autres se voient ainsi confrontées à leur terreur suprême, la grosseur ou la maigreur. Au contact de leur contraire, toutes commencent à relativiser leurs peurs imaginaires et à percevoir qu'une autre réalité est possible. Les anorexiques apprennent qu'elles ont le *droit* d'exister et les obèses se rendent compte qu'elles ont *la place* d'exister. Le face-à-face est toujours, de part et d'autre, très enrichissant.

Existe-t-il d'autres moyens que le travail thérapeutique pour régler les problèmes de poids ?

L'amour et la prière peuvent balayer toutes les programmations de poids. L'énergie circule de nouveau ; la joie s'immisce dans le corps et le guérit de l'intérieur. Lorsque vous vivez à deux une passion amoureuse, l'autre vous voit dans toute votre splendeur, ce qui permet de porter sur soi un regard positif. Yeux dans les yeux avec l'être aimé – devenu l'unique objet de désir –, les personnes en surpoids n'accordent plus grand intérêt aux nourritures terrestres. Nourries par l'amour, elles ne sentent plus la faim. D'autant plus que l'état amoureux fait sécréter des endomorphines qui font voir la vie en rose. Alors, j'engage tous ceux et toutes celles qui veulent maigrir ou grossir à s'ouvrir à l'amour : acceptez d'aimer et d'être aimé, ne craignez pas de souffrir, laissez-vous emporter par la passion ! Expérimenter, par la prière, l'amour inconditionnel divin peut aussi faire des miracles. Malheureusement, la passion et le salut ne sont pas donnés à tout le monde. Alors, pour être sûr de se délester de ses problèmes de poids, peut-être vaut-il mieux parier sur le travail thérapeutique…

3

Lettre ouverte à mon miroir

Je suis venue aujourd'hui te dire des millions de mercis pour m'avoir accompagnée si longtemps.

Je ne t'ai donné ni intérêt, ni affection, ni même le respect que tu mérites.

Le plus souvent, je t'ai maltraité, t'obligeant à me servir, alors que tu demandais grâce.

Je t'ai méprisé par mes regards durs, mes paroles sévères, mes jugements critiques.

Je t'ai détesté, te faisant payer tout ce que je vivais.

Tu es le compagnon dont j'ai le plus profité, celui aussi que j'ai le plus trahi.

Mais, aujourd'hui, je découvre tes peurs, tes lassitudes, tes incertitudes, tes regrets et tes espoirs

Je me surprends à avoir envie de te toucher, de te choyer, de vivre avec toi.

J'ai envie de dessiner sur ta peau des étoiles et des soleils, de mettre des fleurs dans tes cheveux, de te faire rire, de te donner les merveilles de la terre, les parfums les plus suaves, les habits les plus soyeux, les mets les plus goûteux.

J'ai envie de t'offrir le plaisir de vivre, à toi qui un jour me quitteras, pour qu'au moment de nous séparer, tu ne regrettes pas notre union.

Je te promets désormais fidélité, moi qui t'ai tant ignoré, amour aussi, dans l'acceptation profonde de ce lien qui nous unit.

Oui, j'ai découvert que je t'aimais, mais aussi que tu m'aimais, que tu prenais soin de moi et de ceux que j'aimais, que tu agissais en ami discret mais toujours présent, alors que, moi, je te traitais en laquais.

Je te demande pardon pour les douleurs que tu as affrontées dans le seul but de satisfaire mes caprices, taisant tes espoirs et tes blessures profondes.

Je te demande pardon pour ces fatigues et maladies que je n'écoutais pas et que tu ignorais pour me porter sur mon chemin.

Je te demande pardon pour toutes les fois où je t'ai mis en danger.

Pardon pour mon intransigeance et mes ordres ; pardon d'avoir vécu à côté de toi si longtemps sans t'avoir vu, connu ou reconnu.

Aujourd'hui enfin je t'ai trouvé, toi que j'ai cherché si longtemps dans le regard des autres.

Je sais que je veux être là pour te porter, t'encourager, t'accompagner.

Je sais désormais que je veux vieillir dans la joie, jusqu'au bout avec toi.

Vieillir avec toi, mais aussi mourir avec toi, mon plus fidèle compagnon.

Aujourd'hui enfin, devant ce miroir où je te regarde dans les yeux, j'ose le reconnaître :

Je t'aime, mon corps.

*

Cette poésie m'est venue un jour comme un cri du cœur. J'ai ressenti le besoin de prendre la plume pour parler à mon corps, lui présenter mes excuses pour tout ce que je lui avais fait subir, lui témoigner ma reconnaissance pour sa compagnie indéfectible et lui déclarer mon amour infini. Tous ceux que j'ai accompagnés dans la perte de poids auraient pu en écrire autant…

Conclusion

Et vous, alors ?

Après la lecture de ce livre, vous savez désormais qu'il est possible de se délester de ses kilos sans s'affamer, sans se frustrer, mais en coupant les racines du mal-être sous-jacent. Danielle, Thérèse, Claude, Jacqueline et les autres ont ouvert la voie avant vous. Alors, reprenez espoir !

Vous pouvez être ce que vous voulez être : cette personne mince que vous sentez vibrer à l'intérieur de vous. Bien sûr, cela demande un travail sur soi. Avec mon aide, vous pouvez enfanter de vous-même, naître à une nouvelle vie. La souffrance est un passage obligé. Elle seule est le moteur des changements et donne le courage d'ôter ses protections, de sortir de son immobilisme, de se montrer à nu. C'est cela, perdre du poids : s'accepter et se laisser voir tel que l'on est. L'enjeu est de taille. Je suis sûre que, au fond de vous, vous vous demandez : « Sans armure, pourrais-je survivre ? » Je vous réponds sans hésitation : oui. Après avoir accompli ce travail sur votre esprit, votre cœur et votre corps, la force sera en vous. Ceux et celles qui ont osé affronter leurs démons intérieurs en sortent toujours plus solides, gagnants chaque fois. Ils deviennent les héros de leur propre vie. En acceptant de voir ce mal invisible qui vous ronge, de le prendre à bras-le-corps et de ne plus le lâcher jusqu'à complète disparition, vous vous donnerez les moyens d'être heureux. Ne pensez-vous pas que le bonheur vaille la peine de dire « bye-bye » à ses kilos ?

Remerciements

Je remercie Yvonne Iglésias et Christian Giard de m'avoir poussée, tirée, bousculée et surtout d'avoir cru en moi.

Merci à Christine Delmar pour son professionnalisme, sa gentillesse et sa patience lors de notre collaboration.

Je remercie également Christian Fleche de m'avoir permis de lui « emrpunter » quelques définitions.

Merci enfin à mes patients, qui me laissenr leur histoire en dépôt, sachant qu'elles pourront servir à d'autres.

Si vous souhaitez entrer
en contact avec Éveylne Gambino :

Chemin de la Baume
13190 ALLAUCH

04 91 07 34 47
06 50 07 72 35

soleil12.com

Cet ouvrage a été composé
par Atlant' Communication
aux Sables-d'Olonne (Vendée)

Impression réalisée sur CAMERON par

BRODARD & TAUPIN
GROUPE CPI

La Flèche (Sarthe)
en février 2006

pour le compte des Presses du Châtelet

Imprimé en France
N° d'édition : 282 – N° d'impression : 34380
Dépôt légal : mars 2006